Elisabeth Metz-Melchior

Basisbuch Schüßler-Salze

Elisabeth Metz-Melchior

Basisbuch
Schüßler-Salze

Lüchow

Hinweis: Die Informationen in diesem Buch sind sorgfältig und nach bestem Wissen recherchiert. Eine Garantie kann von Autor und Verlag dennoch nicht übernommen werden; eine Haftung für Personen-, Sach- und Vermögensschäden ist ausgeschlossen. In medizinischen Fragen ist der Rat Ihres Arztes oder Heilpraktikers maßgebend.

© Lüchow Verlag in der J. Kamphausen Verlag &
Distribution GmbH, Bielefeld
Layout/Satz: de·te·pe, Aalen
Umschlaggestaltung: ad department, Bielefeld
Umschlagfoto: © fotolia
Druck & Verarbeitung: freiburger graphische betriebe, Freiburg

www.weltinnenraum.de

1. Auflage 2009

Die Deutsche Bibliothek – CIP-Einheitsaufnahme

Ein Titelsatz für diese Publikation ist bei der Deutschen Bibliothek erhältlich.

ISBN 978-3-89901-192-0

Dieses Buch wurde auf 100 % Altpapier gedruckt und ist alterungsbeständig. Weitere Informationen hierzu finden Sie unter www.weltinnenraum.de

INHALT

KAPITEL I
EINLEITUNG

Vieles in unserem Leben dreht sich um die Gesundheit. Sie gilt allgemein als unser höchstes Gut. Und doch gehen wir oft viel zu leichtsinnig mit ihr um – was wir dann an den Beschwerden des Körpers merken, wenn er uns sagt:»So, jetzt ist Schluss, ich kann nicht mehr.«

Ein bekannter Onkologe erzählte in einem Vortag dieses schöne Beispiel über unseren Umgang mit dem Körper:»Ist ein Pferd krank, wird es vom Besitzer liebevoll in den Stall gebracht, in eine Decke gepackt, erhält den besten Hafer, der Arzt wird geholt und es bekommt vor allem viel Liebe. Was macht der Mensch, wenn sein Körper um Hilfe ruft? Der bekommt ein Aspirin oder ein Antibiotika, einen Kaffee, und schon geht's weiter.«

Glücklicherweise haben in der Zwischenzeit auch viele Menschen wieder den Weg gefunden, auf ihren Körper zu hören und ihn zu unterstützen. Mit Hilfe der Naturheilkunde entdecken immer mehr Menschen diesen Weg. Die Verkaufszahlen von Naturheilmitteln und Nahrungsergänzungsmitteln zeigen, dass Körper und Seele uns wieder wichtig sind. Ebenso steigt die Nachfrage nach gesunder Ernährung; Sport und gesunde Lebensweise finden immer mehr Anhänger. Es ist kein Boom, sondern der Wunsch nach einem besseren Leben und der Wunsch, den Kindern und Enkeln eine schöne Welt zu hinterlassen.

Dieses veränderte Denken, die Arbeit unserer Naturheilärzte und Heilpraktiker sowie die vermehrte Verbreitung dieser Themen durch die Medien in den letzten Jahren, führen so zu einer erfreulichen Hinwendung zum natürlichen Leben und Denken.

Mit dieser Entwicklung werden auch die Schüßler-Salze wieder neu entdeckt und zunehmend populärer. Sie haben dadurch jetzt die Chance, das zu werden, was Dr. Schüßler zu Lebzeiten wollte, eine »Volksmedizin«. Denn die Schüßler-Salze sind heute, so wie damals, für jeden Geldbeutel erschwinglich und einfach in der Anwendung. Jeder soll sie selbst nutzen können, zur Vorbeugung, zur Linderung und Heilung von körperlichen, seelischen und geistigen Beschwerden.

Ich selbst verdanke den Schüßler-Salzen meine gute Gesundheit, die Heilung von Beschwerden, und auch meinen jetzigen Beruf. Es war die Begeisterung für diese einfache und doch so geniale Therapie, die mich veranlasste, die Heilpraktikerausbildung zu machen.

Nach über zehn Jahren in der eigenen Praxis habe ich Hunderte von Beispielen für die Wirksamkeit der Schüßler-Salze, und meine Begeisterung hat nicht nachgelassen. Immer wieder erlebe ich neue Überraschungen, was diese »Bau- und Funktionsmittel« für Körper und Seele alles erreichen.

Und was gibt es Besseres, als die eigene Erfahrung an andere weiterzugeben? Ich wollte kein weiteres Schüßler-Buch schreiben, nur weil es gerade »in« ist. Ich möchte das weitergeben, was ich im Umgang mit meinem Körper und mit meinen Patienten gelernt habe. Bei einigen Beiträgen sehe ich schon das Kopfschütteln der Leser, die auch andere Bücher zu dem Thema gelesen haben.

Heute gibt es einiges an Literatur zu den Schüßler-Salzen. Leider entsteht dadurch bei den Laien der Eindruck, es gäbe verschiedene Therapieformen. Diese für mich »philosophischen« Unterschiede und Diskussionen finde ich schade und rate Ihnen, liebe Leser, wie meinen Patienten, nicht alles so genau zu nehmen – oder, wie wir Rheinländer sagen: »Jeder Jeck is anders.«

Probieren Sie es einfach aus! Wenn es Sie z. B. irritiert, dass in einem Buch 2 x 2 Pastillen pro Tag empfohlen werden und in einem anderen 3 x 5 pro Tag, testen Sie es aus, Sie werden die Unterschiede feststellen.

Machen Sie sich bewusst, dass Sie mit den Mineralien nichts falsch machen können, also probieren Sie und sammeln Sie Erfahrungen.

Wer bei einer beginnenden Erkältung Nr. 3 Ferrum phos. lutscht oder beim Fließschnupfen die Nr. 8 Natrium chlor., der merkt sehr schnell, wie positiv der Körper darauf reagiert. Es ist kein Wunder, sondern eine rein biologisch-chemische Reaktion auf das Mittel, das der Körper jetzt braucht.

Man muss nicht daran glauben! Die Heilung hängt nicht von nicht nachvollziehbaren oder gar esoterischen Faktoren ab. Sie verläuft nach klaren physiologischen Grundlagen der Körperfunktion, sie ist wiederholbar und messbar. Schüßler-Salze lösen bei Anwendung keinen Placebo-Effekt aus, sondern unterstützen den physiologischen Heilungsablauf.

Sollten Sie trotzdem unsicher sein, ob das Mittel, das Sie ausgewählt haben, passt, können Sie auch einen Heilpraktiker oder Naturarzt aufsuchen, der mit dieser Therapie vertraut ist – oder besuchen Sie ein Seminar über Schüßler-Salze.

Ich wünsche Ihnen bei Ihrer Beschäftigung mit den Schüßler-Salzen viel Freude und Erfolg bei ihrem Einsatz.

Zum Schluss noch ein sehr schönes Zitat von Andreas Krüger, einem bekannten Homöopathen: »Heilung bedeutet, die Symptome werden überflüssig. Solange sie da sind, haben sie den tieferen Sinn, uns an die Wandlungsbereitschaft zu erinnern.«

Ihre Elisabeth Metz-Melchior

KAPITEL II
DR. HEINRICH SCHÜSSLER UND SEINE LEHRE
DER BIOCHEMIE

Dr. Heinrich Schüßler wurde 1821 in Oldenburg geboren und konnte durch seine Beobachtungen an kranken Menschen feststellen, dass für die Funktion des Körpers und die Beseitigung von Krankheiten wesentliche Zellnährstoffe von Bedeutung sind. Seine Forschungen ermöglichten es, die elf Mineralstoffe zu finden, die wir heute als Grundlage der Schüßler-Mineralstoff-Therapie verwenden.

Schüßler verbrachte seine Jugendjahre in Oldenburg und eignete sich hauptsächlich im Selbststudium einiges Wissen an, er sprach u. a. sechs Sprachen fließend. Erst in späteren Jahren konnte er studieren. Er tat dies in Paris, Berlin, Gießen und Prag, wo er neben den allgemeinen medizinischen Fächern auch die Homöopathie lernte.

Nach dem verspäteten Abschluss der Reifeprüfung legte Schüßler 1857 in Oldenburg die Staatsprüfung ab und ließ sich als Arzt nieder.

Er praktiziert von Anfang an nach den Grundsätzen der homöopathischen Lehre. Sie war ihm aber für den Hausgebrauch seiner Patienten zu umfangreich und zu kompliziert. Er suchte nach einer »Volksheilkunde«, die sich jeder Haushalt leisten konnte, denn es gab zu seiner Zeit keine flächendeckende Krankenversicherung und -versorgung. Seine Medizin (heißt übersetzt: das, was hilft) sollte für den Laien einfach anwendbar und preiswert sein. Das war seine Biochemie dann auch und ist es heute noch.

Angeregt durch die Werke Moleschotts und Virchows begann er um 1872 mit dem Studium der anorganischen Substanzen im

menschlichen Körper. Wir zitieren hier, wie auch Schüßler in seiner abgekürzten Lehre der Biochemie, die Worte Moleschotts:
»Der Bau und die Lebensfähigkeit der Organe sind durch die notwendigen Mengen der anorganischen Bestandteile bedingt. Und darin ist es begründet, das die in den letzten Jahren erwachte Würdigung des Verhältnisses der anorganischen Stoffe zu den einzelnen Teilen des Körpers, die Würdigung, welche weder hochmütig verschmäht, noch überschwänglich hofft, der Landwirtschaft und der Heilkunde glänzende Zukunft verspricht.

Es lässt sich angesichts der eingreifenden Tatschen nicht mehr bestreiten, dass die Stoffe, die bei der Verbrennung zurückbleiben, die sogenannten Aschenbestandteile, zu der inneren Zusammensetzung und damit der formgebenden und artbedingten Grundlage der Gewebe ebenso wesentlich gehören, wie die Stoffe, welche die Verbrennung verflüchtigt.

Ohne leimgebende Grundlage kein wahrer Knochen, ebenso wenig ein wahrer Knochen ohne Knochenerde, kein Knorpel ohne Knorpelsalz, oder Blut ohne Eisen, Speichel ohne Chlorkalium.«

Über das persönliche Leben Dr. Schüßlers ist nicht viel berichtet worden, er hat es stets abgelehnt, eine Biographie zu schreiben. Die Zeitgenossen schildern ihn als sehr bescheidenen Mann, als vortrefflichen Erzähler, der wegen seines köstlichen Humors in Gesellschaft besonders beliebt war. Er war unverheiratet und lebte allein.

Der Arzt A. Meyer erzählt 1922 in seinem Buch über die Biochemie auch Persönliches über Schüßler. Dieses zitieren wir hier gerne, da es zeigt, dass der ganzheitliche Umgang mit Menschen und Heilkunde nicht erst in der modernen Zeit entstand:
»Das Geldverdienen spielte im Leben Dr. Schüßlers eine untergeordnete Rolle; die Hauptsache war ihm immer die Heilung seiner Kranken und die Vervollkommnung seines Heilsystems. Während seiner ganzen ärztlichen Laufbahn hat er für seine Bemühungen stets geringe Vergütungen genommen, und viele Familien, die er jahrelang umsonst behandelte, werden ihn schmerzlich vermissen.« »Ein hervorragender Charakterzug war seine Gradheit.

Frei von Menschenfurcht ging er seinen Weg, unbekümmert darum, ob er rechts oder links anstoße, und mit großer Überzeugungstreue trat er für seine Sache ein gegen jedermann. Er war ein willensstarker Mann in des Wortes vollster Bedeutung.«

Biochemie ist der allgemeine Begriff der Lehre von den chemischen Vorgängen in den lebenden Wesen. Schüßler hat seine Lehre so genannt, weil die durch sie zu Anwendung kommenden Stoffe in den Lebensvorgängen von größter Bedeutung sind. Als Heilmittel verabreicht, können sie vermöge chemischer Verwandtschaft Störungen ausgleichen, anders ausgedrückt, krankhafte Veränderungen im Organismus in den Zustand der Gesundheit zurückführen.

Zur Wirkungsweise schreibt Schüßler: »Durch mein Heilverfahren werden Störungen, die in der Bewegung der Moleküle der anorganischen Stoffe des menschlichen Organismus entstanden sind, mittels homogener (gleichartiger, gleichnamiger) Stoffe direkt ausgeglichen, während die Homöopathie ihre Heilzwecke mittels heterogener (ungleichartiger, fremdartiger) Stoffe indirekt erreicht.«

Dieser Unterschied ist besonders wichtig beim Umgang mit der biochemischen Lehre, da die heutige Literatur es sehr unterschiedlich darstellt. Das Zitat Schüßlers zeigt, dass er den Unterschied zur Homöopathie klar definierte: Die Biochemie benutzt andere Substanzen und hat eine andere Wirkung.

Benutzen wir die Mineralsalze im Schüßlerschen Sinne, handelt es sich um substanziell anwesende und substanziell wirkende anorganische Stoffe. Das bedeutet, dass wir ein Defizit auf der materiellen Seite auffüllen. Da die Mineralien immer »im Verbund« tätig sind, gleichen sich auch Verteilungsstörungen anderer Mineralien mit aus – ähnlich wie bei den Dominosteinen: Wird eines angestoßen, fallen in der Kettenreaktion auch alle anderen um. Dies konnte ich besonders deutlich an den Ergebnissen unserer Studie sehen und dokumentieren (siehe Kapitel XI). Die Potenzierung verbessert die Aufnahmefähigkeit der Mineralien für die Zelle, und die Reizsetzung hilft, die Stoffe besser zu assimilieren und regt den Stoffwechsel an, Verarbeitungsstörungen zu beheben.

KAPITEL III
DER VERGLEICH VON BIOCHEMIE UND HOMÖOPATHIE

Um den Unterschied zwischen Biochemie und Homöopathie zu verdeutlichen, gilt folgende Aussage von Dr. Schüßler:
»Der Grundsatz, nach welchem ein Mittel gewählt wird, drückt diesem sein Gepräge auf. Ein nach dem Ähnlichkeitsprinzip gewähltes Mittel ist ein homöopathisches. Ein Mittel aber, welches den Mineralstoffen des Organismus homogen ist und dessen Anwendung sich auf die physiologische Chemie gründet, ist ein biochemisches.«
»Ein Homöopath, welcher Silicea anwendet, verfährt unbewusst biochemisch. Die Silicea kann in gesunden Personen keine Symptome erzeugen, auf deren Grund sie nach dem Ähnlichkeitsprinzip gegen Krankheiten angewendet werden könnte. Die Homöopathen verwenden sie auf Grund empirisch gewonnener Heilsymptome. So verfahren sie auch bezüglich der anderen Zellenschmelz, die sie vor Begründung der Biochemie angewandt haben.

Mein Heilverfahren ist kein homöopathisches, denn es gründet sich nicht auf das Ähnlichkeitsprinzip, sondern auf die physiologischen Vorgänge, welche im menschlichen Organismus sich vollziehen. Durch mein Heilverfahren werden Störungen, welche in der Bewegung der Moleküle der unorganischen Stoffe des menschlichen Organismus entstanden sind, mittels homogenen Stoffe direkt ausgeglichen, während die Homöopathie ihre Heilzwecke mittels heterogener Stoffe indirekt erreicht.«

Soviel vom Begründer. Zur Verdeutlichung möchte ich beide Prinzipien näher erläutern. Die Homöopathie wendet Samuel

Hahnemanns Prinzip *Gleiches mit Gleichem* an. Er begründete diese wunderbare und wirksame Heilmethode, die auch Dr. Schüßler in seiner Praxis anwendete. Grundlage der Wirkungsweise ist der Einsatz potenzierter Substanzen aus pflanzlichen, tierischen, metallischen und anorganischen Materialien. Diese Präparate werden verdünnt und verrieben oder verschüttelt = potenziert. Das bedeutet, dass ein Teil einer Substanz mit 9 Teilen Milchzucker verrieben werden – dann erhält man die Potenz D1. Für die D2 nimmt man 1 Teil D1 der Substanz und verreibt wieder mit 9 Teilen Milchzucker. Das gleiche Schema wird entsprechend weiterverwendet, um Potenzen der D-Reihe herzustellen. Bei der C-Reihe beginnt man mit 1 Teil Substanz auf 99 Teile Milchzucker.

Die Molekularchemie zeigt heute, dass oberhalb der Potenz D24 kein chemisch nachweisbares Molekül der Ursubstanz mehr vorhanden ist. Das ist der Grund, warum viele Leute Zweifel an der Heilwirkung der Homöopathie haben. Hahnemann erklärt die Wirkung aufgrund der Information, die den Körper helfe, wieder ins Gleichgewicht zu kommen.

Wird eine homöopathische Substanz einem gesunden Menschen verabreicht, kommt es zu einer sogenannten Mittelprüfung, das heißt, es treten Krankheitssymptome auf. Die auftretenden Beschwerden liefern die Information, bei welchen Erkrankungen das Mittel eingesetzt werden kann, es wird also Gleiches mit Gleichem behandelt.

Beim Einsatz eines homöopathischen Mittels kommt es meist zu einer Erstverschlimmerung, das heißt, die vorhandenen Symptome verstärken sich erst, um dann langsam abzuklingen, wenn das richtige Mittel gewählt wurde.

Die Biochemie folgt nicht diesem Prinzip. Verabreichen wir einem gesunden Menschen die Schüßler-Salze, dann treten keine Krankheitssymptome auf. Im Akutfall erfolgt, bei richtiger Mittelwahl, sofort eine Besserung, es tritt keine Erstverschlimmerung auf.

Bei Mineralstoffen, die den Stoffwechsel ansprechen, treten die sogenannten Startreaktionen auf, d.h. der Körper nimmt seine Arbeit wieder auf. Es kommt dadurch zu Veränderungen bei Ausscheidungen, Geruch, Schweiß usw. Das ist keine Erstverschlimmerung, sondern ein Hinweis darauf, dass die Mineralstoffe die Funktionen wieder in Bewegung gebracht haben und der Heilungsprozess beginnt.

Dr. Schüßler stellte bei seinen Forschungen fest, dass verdünnte oder potenzierte Substanzen vom Körper schneller aufgenommen und besser verarbeitet werden als die grobstoffliche Ursubstanz. Heute wissen wir durch bessere Analysemethoden, dass die »verkleinerten« Stoffe unmittelbar von den Zellen aufgenommen werden können. Sie müssen nicht in einem Stoffwechselverfahren aufnahmefähig gemacht werden. Die Schüßler-Salze bieten dem Körper direkt die ionisch aktiven Kombinationen an, die für die Zelleneinlagerung und für die elektrische Leitfunktion benötigt werden (siehe auch Kapitel V – Reaktionen).

Auch wenn mein Hauptanwendungsgebiet die Biochemie ist, halte ich die Homöopathie für eine der größten Heilmethoden. Wer für seine Gesundheit und die seine Familie Verantwortung übernimmt, dem kann ich nur raten, sich neben der Biochemie auch mit der Homöopathie auseinanderzusetzen. Die Nutzung einer kleinen Notfallapotheke für Zuhause und für Reisen lässt sich in Seminaren leicht erlernen.

Wer nach einem Sturz schon mal Arnica genutzt hat, weiß, dass sich weniger Schmerzen einstellen und es auch nicht zu großen Blutergüssen kommt. Nicht wenige meiner Patienten hatten nach Operationen keine Blutergüsse und weniger Schmerzen, das Krankenhauspersonal fragte schon verwundert nach.

Die Kombination beider Methoden ist übrigens empfehlenswert und unproblematisch. Viele Therapeuten kombinieren beide Methoden erfolgreich, auch wenn es einige Homöopathen leider noch ablehnen.

Schüßler-Salze unterstützten die physiologische Funktion und füllen fehlende Substanzen im Reizleitungssystem auf, sodass sie auch für die Homöopathie von Nutzen sind. Denn eine homöopathische Information kann ohne eine funktionierende »Datenleitung« nicht ans Ziel kommen.

Menschen, die über lange Zeiträume chemische Substanzen entweder in Form von Medikamenten oder durch Umweltbelastungen zu sich nehmen mussten, können die Informationen der Homöopathie oft nicht verarbeiten. Wird der Stoffwechsel mit Biochemie »gereinigt« und die Reizleitungen regenerieren sich, dann wirkt die Homöopathie auch dort wieder.

Wie bei der Schulmedizin bin ich hier auch der Auffassung, das sich die Therapien der im Gesundheitswesen tätigen Therapeuten immer ergänzen sollten. Stellen wir bei allem das Miteinander in den Vordergrund, dann leisten wir alle einen guten Beitrag zur Gesundheit von Mensch und Gesellschaft, und die Welt wird ein Stück lebens- und liebenswerter.

KAPITEL IV
EINNAHME UND DOSIERUNG DER SALZE

Die Schüßler-Salze stellen für mich keine Medikation im schulmedizinischen Sinne dar, sondern es sind Substanzen, die unser Körper zum Aufbau und Erhalt seiner Strukturen und als Funktionsstoffe benötigt.

Daher ist die pharmakologische Bezeichnung *Tablette* für mich falsch. Ich bezeichne sie als Schüßler-Salze, als Pastillen oder als Salzis – dies vor allem bei Kindern. Es hört sich anders an, ob ich davon spreche, dass sie 25 Tabletten nehmen oder zwanzig Pastillen lutschen sollen.

Bei Kindern ist es sinnvoll, die Mineralstoffe als Form der Ernährung und Unterstützung des Körpers zu bezeichnen, aber nicht als Medikation. Wird das Lutschen der Mineralstoffe so selbstverständlich wie das Essen von Obst und Gemüse in den Tagesablauf integriert, dann wird es zu der Volksheilweise, die Dr. Schüßler sich gewünscht hatte.

Grundsätzlich kann zum Erkennen einer Bedarfssituation gesagt werden: Jede Befindlichkeitsstörung ist ein Abweichen vom Zustand der Gesundheit und sollte als Hilferuf des Körpers betrachtet und begutachtet werden.

Lassen wir in kleinen Dingen dem Körper jederzeit Hilfe zukommen, dann wird er keine großen Probleme erzeugen, um uns auf ein Defizit oder Fehlverhalten aufmerksam zu machen.

Besonderheiten der einzelnen Schüßler-Salze werden unter dem jeweiligen Kapitel bzw. bei den Symptomen beschrieben.

1. Form der Einnahme

Lutschen: Sie stellen sich Ihre Tagesdosierung in Form einer Mischung der Pastillen zusammen und lutschen sie (langsam im Mund zergehen lassen) über den Tag verteilt. Nicht sofort danach etwas trinken oder essen.

Getränk: Die Tagesdosis wird in drei Portionen aufgeteilt und morgens, mittags und abends in warmem bis heißem Wasser aufgelöst und in kleinen Schlucken getrunken (in Mund spülen). Benutzen Sie dazu nur kohlensäurefreies und mineralarmes Wasser, am einfachsten ist gutes Leitungswasser. (Wasser = siehe Ernährung)

Die Mundschleimhaut nimmt die Mineralien auf. Damit gehen die Mineralien direkt ins Blut und können in der Magenpassage nicht »abgefangen« werden. Deshalb sollten Sie die Pastillen nicht schlucken.

Die heiße Sieben: Nimmt man die Nr. 7 Magnesium phos. alleine, dann sollte sie möglichst in heißem Wasser gelöst und in kleinen Schlucken getrunken werden, da die Wärme die Aufnahme des Magnesiums beschleunigt. Das bewirkt im Akutfall eine schnellere Wirkung der Nr. 7.

Durch Erhitzen des Wassers werden alle freien Gase entfernt, und dem Körper stehen alle Magnesiumionen zur Verfügung. Bei Lösung in kaltem Wasser wird ein Teil von den im Wasser vorhandenen Bestandteilen gebunden.

2. Dosierung der Einnahme

akute Situationen

a. innerlich

Die Akutmittel mit 2–5 Stück alle 2–10 Minuten lutschen
oder
20 Pastillen der jeweiligen Sorte gemischt in warmem Wasser gelöst schluckweise alle 2–5 Minuten trinken.
Sobald Besserung eintritt, vergrößern Sie die Abstände schrittweise, bis Sie bei 25 Stück pro Sorte am Tag sind.
Diese Dosierung über mindestens einen Tag weiterführen. Bei
weiterer Besserung auf 20 Stück pro Tag reduzieren und diese
Dosierung bis zum Abklingen aller Symptome beibehalten.
Bei den ersten Anzeichen eines Symptoms, gleich welcher Art,
können Sie die Nr. 3 einsetzen. Für alle Heilungsvorgänge benötigt der Körper Sauerstoff. Damit wirken Sie einer entstehenden
Erkrankung entgegen und unterstützen die Selbstheilungskräfte,
um mit eventuellen Eindringlingen fertig zu werden.
Alle anderen Mittel wählen Sie anhand der Symptomaussage,
z. B. Nr. 7 bei krampfartigen Beschwerden.

b. äußerlich

Je nach Möglichkeit Cremes und Salben als Packungen oder in
kurzen Abständen auftragen.
Pulver oder Pastillen mit etwas Wasser oder Spucke zu Brei ver-
arbeiten und auftragen.
Ausführliche Beschreibung äußerer Anwendungen finden Sie in
Kapitel VII.

3. Chronische Erkrankungen

Startdosierung

Beginn der Behandlung: Jeweils 15 bis 20 Stück pro Tag der ge-
wählten Mineralsalze für 3–6 Monate, je nach Schwere der Erkrankung.

Je schwerwiegender die Erkrankung, desto länger nehmen Sie die Startdosierung.

Im zweiten Intervall kann die Dosierung auf 12–15 Stück je Sorte reduziert werden.

Die ersten Symptome sind besser geworden, einige vielleicht auch schon verschwunden. Jetzt geht der Körper ans »Eingemachte«. In dieser Zeit kann es sein, dass keine spektakulären Veränderungen mehr vorkommen. Die Besserung stellt sich langsam ein und wird oft nicht bewusst wahrgenommen. (Schauen Sie in Ihren Symptomstatus)

Erhaltungsdosis

Bei entsprechender Besserung der Beschwerden kann nach 12–15 Monaten die Dosierung weiter reduziert werden. Das sollte jeweils in Zweierschritten passieren, also von 15 auf 13 usw. Jeder nächste Schritt erst wieder nach drei Monaten. Bis auf 6 Stück pro Tag kann reduziert werden. Kommt die Heilung während der Schritte zum Stillstand oder die Symptome treten wieder auf, ist eine Erhöhung auf die alte Dosierung notwendig. Damit zeigt der Körper, dass ein Mindestmaß an Unterstützung weiterhin benötigt wird.

4. Behandlungsdauer

In alten Behandlungsschriften heißt es oft: »Eine Krankheit geht so lange, wie sie gekommen ist.« Das ist erfreulicherweise nicht generell so. Viele Beschwerden reagieren sehr schnell auf die Behandlung.

a. Akute Erkrankungen

sollten bis zum Verschwinden aller Symptome entsprechend der unter 2. angegebenen Weise behandelt werden.

Danach sollten die Mineralstoffe zum Auffüllen der Speicher für die gleiche Zeit in der Erhaltungsdosierung von 12 Stück pro Mineralstoff weitergenommen werden, z.B.: Infektdauer zwei Wochen = Nachbehandlungszeit auch zwei Wochen.

b. chronische Erkrankungen

Beschwerden, die länger als zwei Jahre bestehen, erfordern eine Behandlungszeit von mindestens 9–12 Monaten. Oft ist eine jahrelange oder Dauereinnahme sinnvoll. Das gilt vor allem bei Krankheiten der Bausubstanz und bei Stoffwechselerkrankungen, die mit langjährigen Ablagerungen einhergehen.

Bei einer regenerativen Behandlung ist Geduld und Disziplin erforderlich. Eine Symptombearbeitung mittels chemischer Schmerzmittel wirkt vielleicht schneller, bleibt aber an der Oberfläche und beseitigt nicht die Ursachen. Wollen wir die Ursachen beseitigen, müssen wir dem Körper die Zeit einräumen und die notwendige Hilfestellung geben, dies zu erreichen.

Der Heilungsverlauf geschieht meist in Intervallen, in denen sichtbare und spürbare Verbesserungen mit Zeiten abwechseln, in denen scheinbar »nichts« passiert.

5. »Unser Regisseur«

Der Körper bearbeitet die »Reparaturen« nach seinen Gesetzen. Ich bezeichne ihn als »körpereigenen Regisseur«, er entscheidet, wer oder was zuerst dran ist. Beispiel: Wir haben Haarausfall, diesen behandeln wir korrekt mit Silicea. Es passiert aber erst mal nichts – warum?

Liegt ein ernstzunehmender Silicea-Mangel vor, dann ist das Bindegewebe der Organe in Gefahr. Die Organe sind für den Erhalt unseres Lebens wichtiger als die Haare, also müssen die Haare erst einmal warten.

Grundsätzlich schützt »unser Regisseur« immer erst die lebenswichtigen Organe, also Herz, Leber, Lunge, Niere, Bauchspeicheldrüse und Darm. Interessanterweise gehört unser Gehirn nicht zu den Organen, die wir zum Überleben brauchen, wie man heute leider an der Zunahme der Demenzerkrankungen sehen kann.

6. Gewebeerneuerung

Bei der Frage nach der Behandlungsdauer spielt die Regenerationszeit der einzelnen Gewebe eine Rolle. Wir können die derzeit aktiven Zellen mit den Mineralien in ihrer Funktionsfähigkeit unterstützen. Sinnvoll ist es, dass allen neu zu bildenden Zellen eines Gewebes von Anfang an genug Bausubstanz für den Aufbau und die Funktion zur Verfügung steht.

Im Körper werden ständig Zellen erneuert, es besteht ein kontinuierliches Nebeneinander von Aufbau und Abbau, da die Funktionstüchtigkeit aufrechterhalten werden muss.

Diese Zeiträume, die eine bestimmte Gewebegruppe zum vollständigen Zellumbau braucht, gibt uns so auch Informationen, wie lange eine Unterstützung des Aufbaus sinnvoll ist.

Die Darmschleimhaut erneuert sich etwa alle 3 bis 48 Stunden, daher wirkt eine Behandlung mit Schüßler-Salzen bei Durchfall auch so schnell.

Genauso schnell wirkt aber auch die Zerstörung der Darmschleimhaut durch Antibiotikabehandlungen. Diese schädigt und zerstört die nützlichen Darmbazillen und kann langfristig für Verdauungsstörungen verantwortlich sein.

Der Umbau von Gelenkschmiere und Knorpelgeweben braucht zwischen drei Monaten und zwei Jahren. Die gesamte Knochensubstanz hat sich im Zeitraum von rund sieben Jahren einmal erneuert.

7. Kombinationen der Mineralien

Alle Mineralstoffe der elf Grundsalze können miteinander kombiniert und gleichzeitig eingenommen werden. Grundsätzlich wäre es möglich, alle elf gleichzeitig einzusetzen.

Wenn wir uns die Wirkungsweise der einzelnen Mineralien durchlesen, kommen wir unweigerlich zu der Auffassung, dass wir eigentlich alle benötigen. Das ist auch sehr verständlich, da alle Mineralien unabdingbar für unser Leben sind und sich ständig im Gebrauch befinden. So finden wir bei jedem Mineralstoff etwas, das zu uns passt oder den momentanen Beschwerden entspricht.

Die Allround-Mischung wäre allerdings so wie ein Schuss mit Schrot – irgendeines der Kügelchen wird schon treffen. Es ist jedoch sinnvoller, sich nur auf die tatsächlichen Defizite zu konzentrieren. Die übrigen Mineralien kann der Körper zwar sicher auch verarbeiten, wir würden aber viel Geld für nicht wirklich notwendige Stoffe ausgeben.

Viele Autoren geben an, man solle nicht mehr als ein bis drei Mittel gleichzeitig einnehmen. Diese Angaben stammen aus den homöopathischen Einnahmeregeln und müssen bei der Biochemie nicht berücksichtigt werden. Das gilt ebenso für die Anweisungen, ein Mittel morgens, ein anderes mittags und das Dritte abends einzunehmen. Die Mineralien behindern sich nicht in ihrer Wirkung, sie ergänzen sich vielmehr, sodass die kombinierte Einnahme aus biochemischer Sicht sinnvoller ist. Die Wissenschaft hat inzwischen auch bewiesen, dass die Aufnahme von Calcium und Magnesium ohne nachweisbare gegenseitige Hemmung aus dem Darm erfolgt.

Es ist natürlich sinnvoll, bestimmte Anwendungen der Tageszeit anzupassen, beispielsweise abends die Nr. 2 Calcium phos. zum besseren Einschlafen zu geben.

Ausnahme: Auch hier keine Regel ohne Ausnahme!

Zwei Mineralien der Ergänzungsmittel sollten nicht zeitgleich eingenommen werden, nämlich Nr. 19 Cuprum arsenicum und Nr. 21 Zincum chloratum. Sie wirken über den gleichen Zellrezeptor, die Nr. 19 anregend und die Nr. 21 beruhigend. Eine solche Kombination ist natürlich wenig sinnvoll, es wäre, als ob wir Bremse und Gas gleichzeitig treten.

8. Potenzierung

Die laut Dr. Schüßler als am wirksamsten ermittelten Potenzen werden als Biochemie bzw. Schüßler-Salze bezeichnet. In D12 sind das Nr. 1 Calcium fluoratum, Nr. 3 Ferrum phosphoricum und Nr. 11 Silicea; in der D6 alle anderen Nr. 2 Calcium phosphoricum, Nr. 4 Kalium chloratum, Nr. 5 Kalium phosphoricum, Nr. 6 Kalium sulfuricum, Nr. 7 Magnesium phosphoricum, Nr. 8 Natrium chloratum, Nr. 9 Natrium phosphoricum und Nr. 10 Natrium sulfuricum.

In den letzten Jahren wird die Nr. 12 Calcium sulfuricum wieder von den meisten Autoren zu den Grundmitteln gerechnet, was Dr. Schüßler im Laufe seiner Arbeit nicht mehr machte. Daher gibt es auch unterschiedliche Angaben. Ich bevorzuge hier, wie bei allen anderen Ergänzungsmitteln, die Potenz D12.

Bei einigen Autoren wird in der Einnahme der Wechsel mit niedrigen Potenzen wie D2 bis D4 empfohlen. Man nennt das dann Nutritionsmittel, was bedeutet, dass es mehr Moleküle des Mineralstoffes liefert.

Sollte in der Behandlung die höhere substanzielle Zufuhr notwendig sein, ist diese über die Menge der einzunehmenden Pastillen regulierbar. Ich empfehle grundsätzlich bei den vorgenannten Potenzen zu bleiben. Arbeiten wir mit anderen Potenzen, verlassen wir die klassische Biochemie.

Benötigt man bei einer Behandlung eine sehr hohe Menge an Substanz, wird das bei den wasserunlöslichen Calcium und Silicea der Fall sein, da sie in großer Menge als Bausubstanz unseres Körpers gebraucht werden. Diese Grundmengen an Baustoff können und sollen über die Ernährung zugeführt werden. Zusätzlich kann mit einem Mineralstoffpräparat aus Vulkanerde, Muschelkalk u.ä. ergänzt werden. Das ist z. B. bei Morbus Perthes oder schwerer Osteoporose sicher sinnvoll.

Die in der Homöopathie vorkommende Umkehrung der Wirkung bei der »falschen« Potenz gibt es in der Biochemie nicht. Die Wirkung eines Mineralsalzes kann sich nicht umkehren! Daher können Schüßler-Salze auch ohne Pausen unbedenklich über Jahre genommen werden.

9. Nebenwirkungen und Unverträglichkeiten

Nebenwirkungen des Mineralstoffes und Wechselwirkungen mit Medikamenten gibt es nicht.

Die handelsüblichen Pastillen bestehen aus Milchzucker als Verreibungsmittel und Kartoffel- oder Weizenstärke als Formstoff: Bei Milchzucker und Weizenstärke kann eine Unverträglichkeit vorkommen.

Milchzucker

Milchzucker (Laktose) wird im Körper durch das körpereigene Enzym Laktase verstoffwechselt. Bei einigen Menschen wird dieses Enzym aus bisher unbekannten Gründen in der Kindheit nicht gebildet. Diesen Mangel kann der Körper nicht mehr ausgleichen. Es gibt die Möglichkeit, das Enzym in Tablettenform zu sich zu nehmen.

Für die Einnahme der Schüßler-Salze ist es jedoch einfacher, auf die in Tropfenform erhältlichen Präparate auszuweichen. Hierbei entsprechen 5 Tropfen einer Pastille. Die Milchzuckerunverträglichkeit verliert sich oft mit Einnehme der Mineralien.

Filtern

Man kann den Milchzucker und Formstoff auch abfiltern, um die Menge zu reduzieren. Dazu die Salze in kaltem Wasser auflösen, ca. 10–15 Minuten stehen lassen, dann durch einen Papierfilter gießen.

Milcheiweiß

Personen, die unter einer Milcheiweißunverträglichkeit leiden, können die Pastillen normalerweise vertragen. Diese Personen sowie Menschen mit vorgeschädigtem Stoffwechselsystem können Reaktionen des Verdauungssystems haben, das sind Blähungen, Rumoren im Bauch, Veränderungen beim Stuhlgang, z. B. mit Durchfall oder Verstopfung.

Reduzieren Sie in diesen Fällen die Tagesdosierung auf insgesamt 15 bis 20 Pastillen und lutschen Sie stündlich 2–3 Stück oder filtern Sie die Salze.

10. Erstverschlimmerung

Siehe Kapitel III: Biochemie und Homöopathie.

11. Kleine Befindlichkeitsstörungen

Jede Abweichung von der vollen Funktionstüchtigkeit ist eine Störung und sollte beachtet werden. Beim Auto kontrollieren wir auch jedes ungewohnte Geräusch, oder?

Daher ist jedes Missempfinden mit einer innerkörperlichen Störung verbunden. Je früher wir sie beachten und dem Körper Hilfe geben, desto geringer ist der Schaden. Lassen wir es unbeachtet, dann entwickeln sich daraus schwerere Störungen und schließlich organische Funktionsstörungen und -ausfälle.

12. Babys und Kinder

Bei akuten Zuständen geben Sie die Pastillen wie bei Erwachsenen. Zur langfristigen Behandlung rechnen Sie:

Lebensalter x 2 = Tagesdosierung

Bei Babys unter 2 Jahren immer 2 Stück pro Mineralstoff. Die Pastillen können auch in Wasser aufgelöst gegeben werden. Oder Sie schmieren sie mit etwas Spucke zerkleinert den Babys an den Gaumen.

Ist das nicht möglich oder ist der Schmerz nicht einzugrenzen, ist die Auftragung auf Gewebestellen sinnvoll, an denen ein leichter Zugang zum Arterien/Venensystem möglich ist: hinter den Ohren, an der Innenseite der Ellbogen und Knie, am Handgelenk innen.

Hierfür kann sowohl Brei als auch Creme oder Salbe genutzt werden.

Kinder ab 10 Jahren werden wie Erwachsene behandelt.

13. Schwangerschaft

Während der Schwangerschaft muss der Körper der Mutter bekanntlich für zwei sorgen. Damit das Kind gut wachsen kann und mit vollen Depots auf die Welt kommt, sollte die Mutter für beide vorsorgen. Da das Kind sich holt, was es braucht und was vorhanden ist, muss die Mutter auch an ihre eigene Gesundheit und Vitalität denken.

Früher sagte man: »Jede Schwangerschaft kostet einen Zahn.«

Das ist verständlich, denn bei Calcium-fluoratum-Mangel in der Ernährung der Mutter löst der Körper dieses aus den Zähnen, damit das Kind versorgt ist.

Die Thematik des Eisenmangels in der Schwangerschaft ist ebenso bekannt. Hier sind die üblichen Eisenpräparate oft ein Problem, sie werden schlecht vertragen, lösen Verstopfungen und Magenprobleme aus und helfen oft nicht wie gewünscht.

Nimmt die Schwangere jedoch Nr. 3 Ferrum phosphoricum und je nach Konstitution die Nr. 2 als Einbauhilfe, gibt es schnell einen Ausgleich im Eisenhaushalt.

Wichtig ist für die werdende Mutter oft auch, dass die Nieren gut arbeiten und kein Wasser eingelagert wird. Hierbei helfen die Mineralien Nr. 4 Kalium chlor., Nr. 8 Natrium chlor. und Nr. 10 Natrium sulf.

Besonders wichtig ist natürlich die Haut. Wenn es möglichst wenig Schwangerschaftsstreifen und ähnliches geben soll, sind die Nr. 1 Calcium flour. und Nr. 11 Silicea hilfreich, vor allem als Creme oder Salbe, auch nach der Geburt zur Unterstützung, wenn die Haut sich wieder straffen soll.

In den letzten sechs Wochen vor der Geburt, ist es zudem gut, den Damm und Scheidenbereich mit der Creme oder Salbe Nr. 1 einzureiben. Das macht das Gewebe elastisch, unterstützt damit den natürlichen Geburtsvorgang und verhindert, dass beim Geburtsvorgang geschnitten werden muss oder die Scheide einreißt. Diese Vorbeugemaßnahmen haben schon manche Geburt erleichtert und der Mutter Schmerzen erspart.

14. Gesundheitspflege und Kuren

Die beste Verhütung ist die Vorsorge.

Damit unserem Körper ständig ein gut gefühltes Depot an Bau- und Funktionsstoffen zur Verfügung steht, können wir ihn mit regelmäßigen Kuren unterstützen. Diese können Sie nach eigenem Gefühl aus den Schüßler-Salzen zusammenstellen, oder Sie wählen sie aus der Literatur nach bestimmten Themen aus. Ich bevorzuge eine Zusammenstellung nach den Erfordernissen, denen der Körper im Laufe eines Jahres unterliegt:

a. Hausputz:

Ab Februar den Körper von den Winterschlacken befreien und frische Energie zuführen: Beginnen Sie bei abnehmenden Mond nach Karneval (christliche Fastenzeit). Gönnen Sie dem Körper eine Belastungspause und ernähren Sie sich vegetarisch, lassen Sie Süßigkeiten, Kaffee und Alkohol weg.

Trinken Sie 2 Liter kohlensäurefreies Wasser und einen Liter Kräutertee (siehe Teerezepte unter Ernährung).

Nehmen Sie täglich 2 Portionen eines Basenpulvers und ein basisches Fußbad oder 2 x wöchentlich ein basisches Vollbad. .

Schüßler-Salz-Mischung: Nr. 2, 4, 5, 6, 9, 10, 11.

Nehmen Sie von jeder Sorte täglich:

1. Woche 25 Stück, 2. Woche 15 Stück und 3. Woche 25 Stück.

Wenn Sie den entschlackenden Effekt länger als 3 Wochen erzielen wollen, setzen Sie die Kur mit 15 Stück pro Tag so lange wie gewünscht fort.

Sie können diese Kur natürlich auch zu anderen Jahreszeiten durchführen.

b. Sommerkur

Die Sonne scheint, und Sie wollen wieder Haut zeigen und Sonne tanken. Darauf können Sie sich und Ihre Haut vorbereiten.

Machen Sie 2 x wöchentlich ein basisches Vollbad oder ein Peeling mit Heilerde oder Traubenkernmehl (fördert sehr stark die Durchblutung). So entfernen Sie alte Hautschuppen und entsäuern die Haut.

Schüßler-Salz-Mischung: Nr. 1, 2, 4, 6, 8, 11.

Nehmen Sie diese Mischung über 4 Wochen jeweils 12 Stück pro Sorte täglich.

Zur Hautstabilisierung und als vorbeugende Maßnahme verwenden Sie zur äußere Anwendung eine Creme-Mischung: die Nr. 1, 6, 8 und 11.

Diese Mischung erhöht die Sonnenverträglichkeit: Die Haut ist besser in der Lage, die Schutz-Pigmente für eine Bräunung zu bilden. Es ist kein Sonnenschutzfaktor, daher trotzdem bei empfindlicher Haut die ersten Sonnenbäder mit zusätzlichem Schutzfaktor und zeitlich begrenzt genießen.

Wer zu Sonnenallergie neigt, ergänzt die Mischung um die Nr. 4 und nimmt für ca. 4 Wochen zusätzlich Weizenkeime oder Bierhefe.

c. Herbst-Kur / Immunstärkung

Die Tage werden kürzen und kühler, der Winter wirft seine Schatten voraus und damit beginnt die Zeit, in der unser Immunsystem mit allerlei Belastungen und Eindringlingen zu kämpfen hat.

Stabilisieren wir unsere Streitkräfte früh und gut genug, so kommen wir unbeschadet durch diese Zeit und bleiben »schnieffrei«.

Schüßler-Salz-Mischung: 2, 3, 4, 7.

Beginnen Sie im Oktober mit jeweils 10 Stück täglich,

nehmen Sie von Mitte Dezember bis Mitte Januar 15 Stück täglich und zusätzlich die Nr. 8 in gleicher Dosierung,

und reduzieren Sie ab Mitte Januar wieder auf 10 Stück und nehmen Sie nach Wunsch bis Ende Februar weiter.

Zusätzlich können Sie mit Vitamin C in Form von Acerola-Pulver und mit Colostrum unterstützen. Essen Sie statt der beliebten Südfrüchte einheimisches Obst oder mischen Sie einen Power-Saft mit Sanddorn-, Apfel-, Brombeer-, Heidelbeer- oder Holundersaft. Diese Mischung kann auch abends leicht erwärmt mit Gewürzen wie Zimt und Kardamon als wärmender Punsch getrunken werden. Zum Süßen Honig oder Ahornsirup verwenden.

Mehr zum Thema Immunsystem und Infektionen unter: Besondere Behandlungen.

15. Ausscheidung und Entschlackung

Setzen wir Schüßler-Salze zur Förderung von Ausscheidungen ein, müssen wir die tägliche Wassermenge erhöhen.

Das Wasser ist für den Austransport von Reststoffen aus der Nahrungsverarbeitung verantwortlich. Ist zu wenig Wasser vorhanden, werden die auszuscheidenden Stoffe wieder rückresorbiert und an anderer Stelle abgelagert. Das führt zur Verschiebung von Symptomen und löst häufig Kopfschmerz, Muskel- und Gelenkschmerzen, Hautjucken und Müdigkeit aus.

Zu ähnlichen Reaktionen kommt es bei Fastenkuren, die ohne begleitende Schüßler-Salze gemacht werden. Es fehlen dann die notwendigen Mineralstoffe, die die Gifte binden, aufspalten, neutralisieren und ausscheiden.

16. Tropfen

Zur Behandlung von Augen-, Ohren und Nasenbeschwerden bietet sich die Anwendung als Tropfen an.

Für Nasen- und Ohrentropfen können die Dilutionen (tropfenförmige Schüßler-Salze aus der Apotheke) mit Wasser verdünnt eingesetzt werden. Dazu auf 20 ml Wasser jeweils 10 Tropfen der einzusetzenden Schüßler-Salze geben. Bei akuten Beschwerden alle 15 bis 30 Minuten einsetzen.

Bei chronischen Beschwerden 5-mal täglich anwenden.

Für Augentropfen ist diese Anwendung weniger geeignet, da der Alkohol brennen könnte (vor allem bei Kindern).

Tropfen selbst machen:

Das ist vor allem bei Augentropfen sinnvoll.

20 ml abgekochtes Wasser abkühlen lassen, 5 Pastillen der notwendigen Sorte auflösen, ca. 10 Minuten stehen lassen, dann durch Papierfilter abgießen und in eine Tropfflasche füllen.

Anwendung wie oben.

Wichtig: Im Kühlschrank aufbewahren und alle drei Tage frisch ansetzen. Da sie nicht konserviert sind, können sonst Bakterien wachsen.

17. Packungen

Zur äußeren Anwendung können, wenn keine Creme oder Salben zur Hand sind, auch die Pastillen oder Pulver mit etwas Wasser zu Brei verarbeitet und als Packung aufgetragen werden. Ebenso kann man zerkleinerte Pastillen oder Pulver in eine herkömmliche Pflegecreme einarbeiten und auftragen. Durch den Milchzucker und die Formstoffe werden die Packungen beim Trocknen gipsartig und zerbröseln.

Packungen bieten sich bei Verletzungen und Erkrankungen der Muskeln, Haut und Gelenke an. Diese legt man auf die zu behandelnde Stelle und lässt sie z. B. über Nacht wirken, so kann der Körper die Mineralien kontinuierlich aufnehmen.

18. Cremes und Salben

Auf die schmerzende Stelle auftragen.

Bei Erkrankungen der inneren Organe das Hautareal über den Organen eincremen und/oder die jeweiligen Head'schen Zonen.

Unterstützend auftragen oder, wenn die zu behandelnde Stelle nicht zugänglich ist, an Gewebestellen, an denen leichter Zugang zum Arterien/Venensystem vorhanden ist: hinter den Ohren, an der Innenseite der Ellbogen und Knie, am Handgelenk innen.

19. Behandlung von Tieren

Akutbehandlung wie beim Mensch.

Bei der Behandlung chronischer Beschwerden das Verhältnis der Dosierung nach dem Köpergewicht berechnen:

Normale Dosierung: Mensch (ca. 70 kg) 15 Pastillen
Hund wiegt 20 kg, Berechnung: 15 : 70 x 20 =
Bei Kleintieren jeweils 2 Stück der ausgewählten Salze.

20. Körpergefühl

Eine besonders wertvolle Reaktion auf die Einnahme der Salze konnte ich bei mir und bei vielen meiner Patienten im Laufe der Jahre feststellen.

Die Menschen lernten ihren Körper und seine Reaktionen wieder besser kennen. Das Gefühl für die Dinge und Handlungen, die ihm schadeten oder gut taten, verbesserte sich erheblich und führte dazu, dass die Ernährung schrittweise auf gesündere Nahrungsmittel umgestellt wurde, dass körperliche Bewegung wieder verstärkt praktiziert und ungesunde Lebensweisen reduziert wurden.

Ebenso stellten viele Patienten fest, dass der Körper sich sehr schnell meldete, wenn ihm etwas nicht passte. Sie fühlten sich beispielsweise nach Fastfood unwohl. Sie entwickelten auch ein Gefühl dafür, was fehlte, sodass viele Patienten die Mineralstoffe nach Abschluss der Grundbehandlung gemäß ihrem Gefühl nahmen und damit gut zurechtkamen.

Besonders Kinder haben ein gutes Gespür, was ihr Körper braucht. Ein schönes Beispiel ergab sich in unserer Familie bei einem dreijährigen Mädchen, das unter Durchfall litt. Sie weigerte sich einen ganzen Tag, etwas außer Wasser und der Nr. 9 Natrium phos. zu sich zu nehmen. Abends war der Durchfall weg, sie schlief gut und war am nächsten Tag wieder fit.

Daher sollten Kinder auch Zugang zu den Mineralstoffen haben und die gewünschten nehmen dürfen (als Bonbon-Ersatz gut geeignet). Hierbei sind natürlich Menge und eventuelle vorhandene Beschwerden zu berücksichtigen.

21. Einnahmeempfehlungen aus der Literatur

In der derzeitigen Literatur zu den Schüßler-Salzen gibt es viele verschiedene Angaben. Nach meiner – wohlgemerkt persönlichen – Ansicht eignen sie sich gut bis gar nicht. Die Verpackungsangabe, pro Tag 2 x 2 Tabletten zu nehmen, ist eine bürokratische Ausgeburt unserer Arzneimittelkommission. Da die Behörde nicht weiß, welche Wirkungen homöopathische oder naturheilkundliche Mittel haben, muss sie den Patienten natürlich vor eventuellen Überreaktionen schützen und verpflichtet die Hersteller, die geringst mögliche Dosierung anzugeben. Deutlicher: Es ist ja z.B. in der

Homöopathie kein nachweisbarer Wirkstoff drin, also muss man den Patienten davor schützen.

Halten Sie sich an die Angaben Ihres Therapeuten, der weiß, was er tut, oder testen Sie selbst aus.

Es gibt noch eine weitere interessante Version, nämlich die Einnahme nach der Organuhr. Ich halte diese Variante für wenig alltagstauglich. Wer will schon alle drei Stunden eine bestimmte Pastille nehmen oder sich nachts um 3 Uhr den Wecker stellen, damit er die Nr. 6 nimmt? Das kann ich meinen Patienten nicht empfehlen, sie würden mich nicht mehr ernst nehmen.

Die Leber arbeitet zwar um diese Zeit die Restnahrung vom Tag auf, ist also recht fleißig. Nehmen wir dann die Nr. 6, sind wir unter Umständen richtig fit, da sie ja die Sauerstoffversorgung der Zelle unterstützt. Nicht wirklich ideal nachts, oder? Nimmt man die Nr. 6 Kalium sulfuricum nach dem Abendessen, gibt sie der Leber die gewünschte Hilfe zur Verarbeitung der Nahrung, und wir können trotzdem ruhig schlafen.

22. Nachfolgend eine Liste von Lebensumständen, in denen die Einnahme von Schüßler-Salzen angeraten ist:

- reduziertes Immunsystem
- häufig auftretende Infekte
- allgemein schlechte körperliche Verfassung
- Anfälligkeiten einzelner Organsysteme
- Mangel an geistiger, körperlicher und seelischer Kraft
- Schwäche
- häufiges Unwohlsein
- regelmäßig auftretende kleine und große Befindlichkeitsstörungen
- allgemeines Leistungsdefizit
- häufig auftretende Müdigkeit – vor allem während des Tages
- Unlust, Stimmungsschwankungen
- Konzentrationsstörungen
- Gedächtnisstörungen

- Schlafstörungen
- Ernährungsstörungen, Fehl- und Mangelernährung
- mangelnder Appetit
- einseitige Essvorlieben, -süchte und -störungen
- Fettleibigkeit
- belastende seelische Lebensumstände, Stress, Kummer, Sorgen
- mangelnde Pflege
- Magenbeschwerde
- Verdauungsstörungen
- direkte und indirekte Gifte aus der Umwelt
- zur Gesundheitswiederherstellung nach Erkrankungen
- während und nach schweren Erkrankungen zur Unterstützung der körperlichen Erholung
- bei Impfungen, vorher, nachher oder anstatt
- bei Nahrungsunverträglichkeiten
- bei akuten und chronischen Erkrankungen
- zur gesunden Vorbeugung und Vitalitätsstabilisierung

SYMPTOMSTATUS

Für Ihre Gesundheit wollen Sie sich mit den Schüßler-Salzen Gutes tun oder Ihre Beschwerden loswerden.

Mein Rat dazu: Schreiben Sie einen Zustandsbericht über Ihr derzeitiges Befinden und machen Sie Fotos von Ihrem Gesicht. Ebenso sollten Sie Haut- und Nagelschäden am Körper fotografieren.

Sie lachen und denken: »Was soll das, das mache ich nicht, es ist mir zu lästig oder ich bin doch kein Hypochonder, der sich an seinen Wehwehchen erfreut.«

Das sind Sie natürlich nicht, aber: Wenn uns etwas fehlt oder wehtut, wissen wir genau, wo und wie es zwackt. Ist das Symptom aber vorbei, merken wir es oft nicht. Denn dann fühlt sich ja alles normal an. Die Kleinigkeiten, die sich verändert haben, vergessen wir (unbeabsichtigt).

Oft wissen meine Patienten nicht mehr, was sie mir bei der Erst-konsultation alles erzählt haben. Sprechen wir die Anfangssymp-tome noch mal durch, sind sie erstaunt, wie gut es ihnen wirklich geht und wie viele Beschwerden verschwunden sind. Das passiert vor allem dann, wenn keine spektakulären Veränderungen während der Einnahmezeit auftreten, weil keine großen Schmerzen oder heftige körperliche Reaktionen der Grund für die Einnahme wa-ren.

Es hat sich eben alles langsam gebessert. Fragt man die Menschen dann, wie ihnen die Schüßler-Salze geholfen haben, sagen sie oft, ihnen sei nichts aufgefallen, aber es gehe ihnen gut. Lese ich dann die Anfangsbeschwerden noch einmal vor, werden die tatsächlichen Veränderungen deutlich.

Das Foto ist unser sichtbarer Beweis. Vielen Patienten passiert es während der Einnahme, dass sie im Freundeskreis gefragt werden, ob sie in Urlaub waren, sie wirkten jünger oder entspannter. Das zu dokumentieren macht sicher auch Ihnen Spaß.

Deshalb mein Rat, wenn Sie mit den Mineralien arbeiten: Schreiben sie alle Beschwerden genau auf, was wann und wie schmerzt; was Ihnen schwerfällt; was Sie nicht vertragen; wie oft und wann sie müde sind; wie Sie schlafen, ob Sie oft wach werden und wann; wie Ihre Verdauung und Ihre Mens aussieht; welche Le-bensmittel Sie schlecht vertragen; wie es um Ihre Laune steht; ob Sie seelisch und geistig fit sind. Wie sehen Ihre Haut, Haare, Nägel aus? Schmeckt das Essen, haben sie Salzhunger, Aufstoßen, Sod-brennen?

Notieren Sie alle noch so gering erscheinenden Beschwerden. Wenn Sie sich diese Liste alle drei Monate vornehmen, sehen Sie die Verbesserungen. Außerdem hilft Ihnen die Liste, die Dosie-rungsanweisungen zu überprüfen und notwendige Veränderungen vorzunehmen. Es macht auch Spaß, vergangene Beschwerden sichtbar »abzuhaken«.

KAPITEL V
REAKTIONEN, NEBENWIRKUNGEN UND
BEGLEITMEDIKATION

START- UND REGENERATIONSREAKTIONEN

Bedingt durch die Verwechslung mit der homöopathischen Behandlungsweise tritt häufig die Frage nach der Erstverschlimmerung auf. Es gibt bei der Biochemie keine Erstverschlimmerung! Es gibt häufig eine Startreaktion, die uns anzeigt, dass der Körper wie gewünscht reagiert.

Ich vergleiche den Körper gerne mit dem Auto: Wenn ich den Motor anwerfe, dann muss ich davon ausgehen, dass er Krach macht und Abgase produziert.

So reagiert auch unser Körper: Aktiviere ich den Stoffwechsel, dann verursacht das meist eine äußere Wahrnehmung, z.B. Bauchgrummeln, Veränderungen in Form, Farbe und Geruch des Stuhlgangs oder Urins, veränderter Schweiß u.ä.

Man hat vielleicht mehr Durst oder schläft auch mal unruhiger, hat Kopfschmerzen oder Beschwerden wie Muskelkater.

In der ersten Woche nach der Einnahme sind diese Reaktionen das positive Zeichen, dass der Körper seine Arbeit wieder beginnt oder verstärkt. Vermehrter oder flüssiger Stuhl ist erst bei mehr als 5 x täglich ungewöhnlich und sollte mit dem Therapeuten besprochen werden. Beschwerden, die länger als eine Woche anhalten, sollten ebenfalls mit dem Therapeuten besprochen werden.

Bei chronischen Erkrankungen (alles, was länger als sechs Wochen anhält, ist als chronisch zu betrachten) treten Regenerationsbeschwerden oft in Intervallen auf.

Dies ist vor allem bei rheumatischen Erkrankungen, Arthrose und Gicht der Fall. Über einen meist langen Zeitraum wurden Reststoffe im Körper abgelagert. Zur Beseitigung der Beschwerden müssen die Ablagerungen aus den Geweben oder Gelenken gelöst und abtransportiert werden. Dabei kann es durch abzubauende Kristalle und Säurerückstände zu Gelenkhaut- und Muskelreizungen kommen, die schmerzhaft sein können.

Auch wenn es manchmal schwer fällt, sollte man es freudig als Erfolg seines Körpers betrachten, dass der Weg zur Heilung begonnen hat. Zur Schmerzreduzierung helfen basische Bäder, häufige Anwendungen der entsprechenden Mineralstoffcremes und die Unterstützung durch homöopathische oder phytotherapeutische Schmerz- und Entspannungsmittel.

BEGLEITUNG SCHULMEDIZINISCHER MEDIKATION

Grundsätzlich kann jede schulmedizinische Medikation von Schüßler-Salzen begleitet werden. Es gibt keine Kontraindikation und keine Störwirkung.

Schüßler-Salze unterstützen die Funktion des Körpers, daher können sie auch die Medikation begleiten. Sie verstärken oft die gewünschte Wirkung und gleichen unerwünschte Nebenwirkungen aus, z. B. werden bei Schmerzmitteln geringere Dosierungen benötigt oder die Nebenwirkungen auf den Magen ausgeglichen (siehe auch Nr. 4 Kalium chlor.).

Sollte die spezifische Wirkung nicht bekannt sein, ist eine Absprache mit einem Schüßler-Therapeuten erforderlich.

Bei vielen Beschwerden können die Dosierungen der chemischen Medikamente nach einiger Zeit reduziert werden. Diese Reduzierungen sollten allerdings immer in Absprache mit allen therapeutisch Tätigen geschehen.

Wer verschreibungspflichtige Medikamente einnimmt, darf

diese nicht einfach ohne entsprechende therapeutische Begleitung absetzen. Die Mineralstoffe können nicht von heute auf morgen eine Aufgabe übernehmen, die jahrelang mit einer Medikation geregelt wurde. Die Schüßler-Salze stabilisieren den Körper, damit er seine Aufgabe wieder allein erfüllen kann. Das braucht eine gute Vorbereitungszeit. Je nach Beschwerdebild wird auch immer ein Nebeneinander bleiben müssen.

Wenn parallel Schüßler-Salze genommen werden, geben Sie das dem behandelnden Arzt auf jeden Fall an. Kennt dieser die Therapie nicht, geben Sie ihm Informationen dazu, damit er eine mögliche Umstellung und Begleitung mitträgt.

Den Arzt im Unklaren zu lassen ist nicht gut, weil

1. er sich Veränderungen nicht erklären kann und sie fälschlicherweise nur der Medikation oder anderen Faktoren zurechnet,

2. er eine hilfreiche Ergänzung nicht kennenlernen kann,

3. die Vertrauensbasis gestört wird, er kann Sie nicht mit voller Kraft begleiten.

Besonders wichtig ist diese Kommunikation, wenn Blutverdünner oder Blutdrucksenker genommen werden. Sinkt der Quick-Wert des Blutes oder der Bluthochdruck in Folge der Schüßler-Salze, muss die Medikation unbedingt angepasst werden, da es sonst zu Zusammenbrüchen kommen kann, wenn z. B. der Blutdruck zu weit absinkt.

Fordern Sie als Patient das »Miteinander« der Therapeuten, damit sowohl Ärzte als auch Heilpraktiker das Beste für Sie erreichen können. Fahren Sie »mehrgleisig« und sagen Sie es offen, nur so können alle miteinander und voneinander lernen. Ein Therapeut, der nicht offen für das Miteinander ist, handelt nicht im Sinne des Patienten und disqualifiziert sich selbst.

ERLÄUTERUNG ZU DEN GLIEDERUNGSKAPITELN
INNERHALB DER MINERALSTOFFBESCHREIBUNG

Die Beschreibungen der elf Biochemischen Mineralstoffe sind in zwölf Gliederungskapitel wie folgt aufgeteilt:

1. Leitmerkmale zur Erkennung von Defiziten

Gibt die wichtigsten Merkmale für einen Mangel an diesem Mineralstoff an.

Die Grundmerkmale können als das »Prinzip« betrachtet werden, nach dem wir bei Symptomen, gleich, an welchem Ort sie auftreten, den notwendigen Mineralstoff erkennen. Die Nr. 1 z. B. zeigt an, ob es sich um die Verhärtung der Muskulatur handelt oder um die der Leber – das Prinzip »Verhärtung« ist unser Erkennungsmerkmal.

2. Wirkungsweise und Haupteinsatzbereiche im Körper

Zeigt, wo der Mineralstoff im Körper verwendet wird und welche Funktionen durch ihn gesteuert werden.

3. Schmerzempfinden bei Mangel an ...

Beschreibt das für diesen Mineralstoff qualitative, charakteristische Schmerzempfinden. Dabei spielt es keine Rolle, ob eine Beschwerde im Gelenkapparat oder in einem Organ zu finden ist –

43

das Gefühl des Schmerzes (stechend oder drückend) ist abhängig vom Gewebegeschehen und damit vom fehlenden Stoff.

4. Linderung der Beschwerden können erreicht werden durch:
Maßnahmen, durch die die Beschwerden positiv beeinflusst werden können. Ich empfehle sie neben der Mineralstoffbehandlung einzusetzen.

5. Verschlimmerung und Auslösung der Beschwerden durch:
Maßnahmen, Umstände und Tätigkeiten, die das Befinden verschlechtern, da sie eine zusätzliche Verbrauchsstelle des jeweiligen Mineralstoffes darstellen und so die Defizite erhöhen. Diese sind im Beschwerdefall zu meiden.

6. Geruch, Farbe, Konsistenz von Ausscheidungen und Veränderungsmerkmalen:
Bei Defiziten der Mineralstoffe entstehen Sekrete und unterschiedliche Veränderungen der Stoffwechselendprodukte. Oft bilden sich Ablagerungen und Ausscheidungen. Qualität und Quantität dieser Veränderungen geben Aufschluss über den fehlenden Mineralstoff.

7. Tätigkeiten und Situationen, die viel ... verbrauchen:
Äußere Beeinflussung von Umwelt und Gesellschaft sowie einseitige Belastung führen zu erhöhtem Verbrauch. Kennen wir diese »Mineralstoff-Fresser«, können wir entsprechend vorbeugen und ausgleichen.

8. Äußere Merkmale und sichtbare Veränderungen bei Mangel an:
Mängel an Mineralstoffen machen sich nicht nur durch spürbare Beschwerden bemerkbar, sondern können vielfach an äußeren Veränderungen der Haut, Haare, Nägel usw. wahrgenommen werden.

Diese Veränderungen dienen der Blickdiagnose am ganzen Körper und als Basis der Antlitzdiagnose.

a. Antlitzdiagnostische Zeichen:
Bei Mangel auftretende Veränderungen in Farbe, Struktur und Hautbild im Gesicht.

9. Dosierung und besondere Anwendungen:
Wenn Umstände und Beschwerden eine andere Dosierung erfordern als im Kapitel V angegeben, werden diese hier beschrieben. Sind bei bestimmten Erkrankungen besondere Kombinationen von Vorteil, werden diese hier erläutert.

10. Vorkommen in Lebensmittel:
Hier werden Lebensmittel genannt, die den jeweilig beschriebenen Mineralstoff enthalten und zur ausreichenden Zufuhr der substanziellen Grundstoffe regelmäßig verzehrt werden sollten. Die Liste erhebt keinen Anspruch auf Vollständigkeit. Produkte mit sehr hohem Gehalt des jeweiligen Minerals sind fett gedruckt.

Grundsätzlich ist der Einbau von Nährstoffen aus pflanzlichen Nahrungsmitteln für den Körper einfacher als aus tierischen Produkten.

Die Angaben gelten für Lebensmittel aus biologischem Anbau und Wildsammlung. Konventionell erzeugte Nahrung verfügt meist nicht über eine ausreichendes Maß an Nährstoffen – siehe das Kapital Ernährung.

11. Symptomatik:
Beschwerden und Krankheitsbilder, die mit einem Mangel an dem jeweiligen Mineralstoff einhergehen oder durch diesen ausgelöst werden.

Prinzip: Elastizität

1. Leitmerkmale zur Erkennung von Defiziten

- das Elastizitätsmittel
- Knochen- und Zahnaufbau
- bildet und bindet Keratin (Hornstoff)
- Verhärtung – Erweichung
- Steigerung des Einbaus von Feuchtigkeit
- Erschlaffung – Versteifung
- Faserschrumpfungen

2. Wirkungsweise und Haupteinsatzbereiche im Körper

Calcium fluoratum findet sich im Körper in allen Gewebearten, dem Gehirn, der Augenlinse, speziell im Zahnschmelz, am meisten in der Oberhaut.

Calcium fluoratum ist das Mittel der Stütz- und Bindegewebe und ihrer Gerüsteiweiße Kreatin, Elastin und Collagen. Calcium fluoratum sorgt für die nötige Elastizität und Stabilität dieser Gewebe.

Calcium fluoratum ist Aufbau- und Funktionsstoff der elastischen Fasern (Myofibrillen-Muskelfasern). Im Gewebe erhält es die Fähigkeit, sich zu dehnen und wieder zusammenzuziehen.

Hornstoff wird von Calcium fluoratum gebunden. Bei Calciumfluoratum-Mangel tritt der Hornstoff aus den Oberhautzellen (Epidermis) aus und bildet Hornhaut sowie Haut- und Nagelwucherungen. Die spröde werdende Haut neigt zu Rissen, sie wird trocken und schuppig.

Calcium fluoratum macht alles, was hart ist, weich und alles, was weich ist, fest.

- Es wirkt langsam und muss oft jahrelang genommen werden

- hilft bei langwierigen chronischen Erkrankungen, vor allem der Knochenhaut, der Zähne und aller Gewebe mit elastischen Fasern, vornehmlich der »mechanisch« tätigen Gewebe
- ist Aufbaustoff des Zahnschmelzes, mit Calcium phos. und Magnesium für den Zahnaufbau verantwortlich.
Nr. 1 liefert die Umhüllung – Nr. 2 den Baustoff für die innere Struktur.
- Einsetzen bei Gewebeverhärtungen, auch aus Exsudaten der Schleimhäute und inneren Gewebe
- bei Nervenleiden, die durch Druck auf die Nerven ausgelöst werden
- es hat indirekte Wirkung auf den Säftefluss – schlaffes Gewebe transportiert keine Säfte, hartes Gewebe blockiert den Fluss der Säfte
Calcium fluoratum löst durch grobstoffliches Calcium hervorgerufene Ablagerungen in Kombination mit Calcium phosphoricum wieder auf (Arthrose, Steinleiden)
- Es stärkt die Spannkraft, strafft Gewebe.

3. Schmerzempfinden bei Mangel an Nr. 1 Calcium fluoratum
stechend, brennend im Gewebe (Venen, Rachen), Gefühl, als ob etwas zu kurz sei, Steifheit.

4. Linderung der Beschwerden können erreicht werden durch:
Reiben, Wärme, warme Anwendungen, Bewegung bei Muskel- und Gelenkbeschwerden, Massagen.

5. Verschlimmerung und Auslösung der Beschwerden durch:
- Kälte, feuchtes Wetter
- geistige Überanstrengungen
- zu viele Einflüsse gleichzeitig, Reizüberflutung bei Kindern – vor allem durch Fernsehen, Funkbelastung von Telefonen u.ä., Computerspiele u.ä.
- jegliche Art von Strahlung wie Röntgen, Funk u.ä.

6. Äußere Merkmale und sichtbare Veränderung bei Mangel an Nr. 1 Calcium fluoratum:

- Hornhaut
- hornige Hautveränderungen und -auflagerungen, die oft fälschlicherweise als Warzen angesehen und behandelt werden
- Bei gleichzeitigem Mangel an Nr.6 Kalium sulfuricum kommt es zu braunen und schwarzbraunen Veränderungen und Knötchenbildung, die leider oft als sog. Vorstufe zu Hautkrebs entfernt werden.
- Bei trockener, rauer, rissiger Haut – häufig an Händen und Füßen.
- Zunge rissig
- Analfissuren
- Nagelveränderungen: zu hart, verdickt und rissig, brechen schnell.

a. Antlitzdiagnostische Zeichen:
- Würfelfalten in den Augeninnenwinkeln
- rötlich-schwärzliche Färbung am Lidrand oben und unten
- bei Kindern und nach viel Computerarbeit oft akut rote Augenränder.

7. Geruch, Farbe, Konsistenz von Ausscheidungen und Veränderungsmerkmalen:
hart, krümelig, zäh, schwer lösbar, Hirsekorn ähnlich, hautfarben; schwärzlich, keine Schleimhautsekrete.

8. Tätigkeiten und Situationen, die viel Nr. 1 Calcium fluoratum verbrauchen:
- insbesondere alle Arten von Strahlung: Röntgen, radiologische Behandlungen
- Elektrosmog, Computer-, Bildschirmarbeit, technische Reizüberflutung, Handys

Bereits nach zehn Minuten ist der Einfluss von Computer oder

Fernseher auf die Gehirnfunktion nachweisbar, die Regeneration der Reizleitungsfunktionen nach einer Stunde Fernsehen dauert ca. sechs Stunden.

● Mikrowelle
● übermäßige geistige Anstrengung.

9. Dosierung und besondere Anwendungen:

a. akut:

vor und nach Röntgenaufnahmen, Röntgenkater: Benommenheit, Schwindel durch Strahlenbelastung = mangelnde Elastizität der Gehirnzellen.

Vor- und nachher Stoßtherapie: ca. 30 Stück. Im Anschluss über mehre Tage 20 Stück.

b. allgemein

Je nach Intensität der Symptome in den ersten drei Monaten sehr hoch beginnen:

mindestens 4–5 x 5 Pastillen pro Tag
nach Rückgang der Beschwerden, bzw. wenn die Verhärtungen sich reduziert haben, langfristig 10–12 Pastillen pro Tag weiternehmen.

c. besondere Kombinationen:

● bei geistiger Anstrengung: Nr. 1 Calcium flour., Nr. 5 Kalium phos., Nr. 8 Natrium chlor
  – für das Gedächtnis
  – für die Verbesserung der Lernfähigkeit
● bei Alterserscheinungen Nr. 1 und Nr. 11 Silicea
  – bei Verlust von körperlicher und geistiger Beweglichkeit
  – bei Starre, Unbeugsamkeit.

d. Schwangerschaft: siehe auch äußere Anwendung

Calcium fluoratum und Calcium phosphoricum gehören zu den Salzen, die vor allem in der Schwangerschaft als Unterstützung für

Mutter und Kind gegeben werden sollten. Der Körper der Mutter baut aus ihrem Gewebe die Stoffe ab, die er zum Aufbau des Kindes braucht!

Dosierung jeweils täglich 3 x 4 Pastillen, ebenso während der Stillzeit. Danach ist es sinnvoll, um das gesunde Wachstum des Kindes zu unterstützen, diese Salze bis zum Abschluss des Wachstums in Form einer Erhaltungsdosis von 2–6 Stück pro Tag weiterzugeben.

Laut Schüßler und der meisten älteren Autoren sollte die Nr. 1 nur in der D12 gegeben werden. Da es eines der wasserunlöslichen Salze (Kap. V) ist, scheint das auch sinnvoll.

Bei den schwer löslichen Salzen ergibt sich die Problematik, dass ein stoffwechselbelasteter Körper die niedrig potenzierten Salze unter D6 eventuell nicht so gut verarbeiten kann. Soll mehr substanzielles Calcium fluoratum zugeführt werden, arbeiten Sie mit höheren Dosierungen der D12 und stellen Sie Ihre Ernährung um.

10. Vorkommen in Lebensmitteln:

in allen **Getreidesorten – vor allem Gerste, Nüssen**, Eiern, Knoblauch, Kohl, Kresse, Pflaumen, Rhabarber, Spinat, Vollreis, Zwiebeln, am Baum gereiften Zitronen, Milch und -produkten, Käse, allen Fleisch- und Fischsorten.

11. Symptomatik:

Verhärtungen:
- Akomodationsstörungen
- Analfissuren
- Arteriosklerose
- Asthma —> Elastizität der Lungenbläschen
- Drüsen: —>harte Knoten und Funktionseinschränkung. Die eingeschränkte Kontraktionsfähigkeit verursacht Funktionseinschränkung, da die Drüsen ihren Inhalt nicht wieder abgeben können (Angina, Mumps), häufige Entzündungen können diesen Verlauf hervorrufen.

- Dupuytrensche Kontraktur
- Emphysem, fehlende Elastizität der Lungenbläschen
- Furunkel
- Gerstenkörner
- Gewebeeiterungen, deren Haut und Wundränder hart und rau sind (offene Beine)
- Gewebeverhärtungen bei und nach Erkrankungen des Rippenfells und der Lunge
- Grauer Star
- harte Einlagerungen, z. B. nach Insektenstichen, Spritzen u.ä.
- Heiserkeit, die Stimmbänder verlieren ihre Elastizität, häufig im Alter zusammen mit Austrocknung durch Wassermangel – dann mit Nr. 8 Natrium chlor. kombinieren
- schmerzhafter Husten in der Brust, Gefühl der Enge; bei bellendem Husten mit Nr. 2 Calcium phos. kombinieren
- Karpaltunnelsyndrom
- Knoten, harte, in der weiblichen Brust
- Knoten, harte, in den Handinnenflächen
- Lymphdrüsenverhärtungen: Harte Ablagerungen entstehen nach Entfernung einzelner Lymphknoten, da der normale Fluss behindert wird bzw. blockiert ist. Mit Nr. 2 Calcium phos. und Nr.4 Kalium chlor. kombinieren, da sich Eiweiße ablagern
- Narben, auch im Auge
- Schilddrüsenknoten, harte
- Schnappfinger
- Schwellung, harte
- Sehnenscheidenentzündung: kombiniert mit Nr. 8 Natrium chlor. wegen mangelnder Befeuchtung der Bänder
- Stenosen der Adern und Organe beeinträchtigen die Funktion, z. B. Herzklappen, Galle, Bauchspeicheldrüse, Niere; die Kontraktionsfähigkeit geht verloren und Stoffwechselfunktion wird eingeschränkt
- Verhärtung und Verkürzung der Sehnen und Bänder
- Verkalkungen der Adern

- Verkürzung der Sehnen mit Bewegungseinschränkung der Hände
- Wunden mit harten Wundränder
- Wunden, schlecht heilend
- Wunden und Narben mit rötlichen Rändern, die nicht heiß sind

Erschlaffung:
- Altern, vorzeitiges
- Aneurysmen
- Besenreiser
- Bluthochdruck
- Bruchleiden, allgemein
- Erschlaffung und Lageveränderung der Organe, z. B: Gebärmutter, Blase mit Senkung, Knickung
- Gebärmutterblutungen, mit Nr. 3 + 4
- Hämorrhoiden, Blutungen mit Nr. 3 + 4
- Hämorrhoiden, mit Nr. 6
- Hauterschlaffung, allgemein
- Hautfalten, besonders im Gesicht
- Verlust der Elastizität der Herzklappen, Altersherz
- Hodenbruch
- Inkontinenz durch Erschaffung der Ringmuskulatur der Blase
- Krampfadern durch Erweiterung der Adern und Erschlaffen der Adernwände, Erschlaffung der Venenklappen
- Leistenbruch
- Lymphstauungen, Erschlaffung erzeugt gleiche Symptome wie Verhärtung
- mangelnde Nachwehen, ev. mit Nr. 5 Kalium phos.
- Menstruationsbeschwerden mit ziehenden, ev. stechenden Schmerzen zum/im Rücken mit Nr. 7 Magnesium phos.
- Muskelerschlaffung des Darmes führt zu Durchfall oder Verstopfung
- Muskelerschlaffung der Extremitäten
- Ödem durch Elastizitätsverlust des Bindegewebe

- Reflux durch Erschlaffung der Magenklappe
- Schielen
- Schwangerschaftsstreifen
- Verstopfung durch erschlaffte Darmmuskulatur

Zähne:
- Zahnverfärbungen, schwarze
- Karies
- Kiefer-, Wangen- und Zahnfleischgeschwüre
- Kieferenge, Zähne kommen nicht zum Durchbruch – Zahnklammer und Kieferregulierung sind erforderlich
- Weiße Flecken auf den Zähnen, auch mit Nr. 11 Silicea oder Nr. 21 Zincum chlor. kombinieren
- Lockerung der Zähne ohne Schmerzen
- Zähne berührungsempfindlich
- Zahngeschwüre, harte
- Zahnschmelz, schlecht, rau, löcherig
- Zahnschmerzen loser Zähne
- Zahnungsschmerzen. Es fördert den Durchbruch der Zähne und mit Calcium phosphoricum die Zahnung.
- Zahnveränderungen nach Rachitis und anderen Krankheiten
- Zahnverfall

Knochen, Gelenke und Muskeln/Sehnen:
- Arthritis vor allem der Knie mit Knirschen und Knacken
- Arthrose
- Erschlaffung
- Fersensporn
- Fisteln
- Fontanellen, langes Offenbleiben
- Gelenkschwäche
- Gelenkschwellungen
- Haltungsschwäche
- Hautalterung

- Hexenschuss mit Schmerz bei Beginn der Bewegung und Besserung bei fortgesetzter Bewegung
- Knochen- und -hautentzündungen
- Knochenauftreibungen
- Knochenbrüche
- Knocheneiterungen
- Knochenentzündungen und -wucherungen
- Knochenerweichungen
- Knochenkrankheiten mit stinkenden Exsudaten
- M. Scheuermann
- Morbus Bechterew
- Morbus Perthes
- Morbus Scheuermann
- Organsenkungen
- Osteoporose
- Polymyopathien
- Rachitis
- Restless legs
- Rheumatismus
- Rückenschmerzen
- Schlottergelenke
- Schwellungen der Gelenke ·
- Schwielen
- Senk- und Plattfüße, zusammen mit Nr. 11 Silicea
- Sklerosierung: Erkrankungen wie MS, Polyneuropathien
- Überbeine, Erhöhungen
- Umknicken der Füße
- Verhärtung
- Verletzungsfolgen und Blutungen (Ergüsse, blaue Flecken)
- Warzen
- Wirbelsäulenverkrümmung, Skoliosen

Haut und Nägel:
- Ekzeme und Ausschläge mit Verhärtungserscheinungen

- Fußpilz, *siehe Äußere Anwendungen in Kap. VII*
- Haarausfall und -spliss
- Haare, brüchig, spröde
- Haut, Risse und Schrunden an Füßen und Händen
- Haut trocken, mit teils weißen Abschuppungen
- Haut rissig und rau
- hornige Hautveränderungen und -auflagerungen. Hornige Altersflecken werden oft fälschlicherweise als Warzen angesehen und behandelt. Bei gleichzeitigem Mangel an Kalium sulfuricum kommt es zu braunen und schwarzbraunen Veränderungen und Knötchenbildung, die leider oft als sog. Vorstufe zu Hautkrebs entfernt werden; *siehe äußere Behandlung Kap. VII*
- Hornhaut unter den Füßen und an den Handinnenflächen Leberbeteiligung + Nr. 6 Kalium sulf. + Nr. 10 Natrium sulf.
- Leberflecke, erhabene; *siehe äußere Anwendung Warzen in Kap. VII.*
- Mundwinkel, eingerissene, zeigen auch Vitamin B2-Mangel
- Nägel, brüchige, harte: Nägel, gelb und dick werdend, sowie Längsrillen sind Zeichen für Nagelpilz; *siehe äußere Anwendungen in Kap. VI*
- sehr weiche Nägel + Nr. 11 Silicea
- verdickte Fehlbildungen
- Vereiterungen
- weiße Flecken + Nr. 11 Silicea und Nr. 21 Zincum chlor.
- Nagelbett, einreißend
- **Narbengewebe,** auch altes; *siehe äußere Anwendung in Kap. VII*
- Schmerzende Schleimhauteinrisse bei Hämorrhoiden, Afterfissuren
- Sklerodermie
- Spliss
- Warzen, auch Dornwarzen; *siehe äußere Behandlung in Kap. VII*

Gehirn und Nerven:
Calcium fluoratum ist besonders wichtig für Nervenzellen und de-

ren Elastizität, Elektro-, Computer-, Mikrowellen-, Fernseh-, Röntgen- und Funkstrahlen beeinträchtigen sie.

- Gedächtnis nachlassend, fehlende Elastizität der Gehirnzelle
- Gehirnüberlastung vor Prüfungen u.ä.
- Konzentrationsstörungen, im Satz den Faden verlieren
- Lernstörungen, keine Aufnahmefähigkeit
- Nervenüberlastung, sich nervlich überspannt fühlen

Augen:
- Akomodationsstörungen, Augenmuskelschwäche oder Versteifung
- **grauer und grüner Star:** In Hornhaut und Linse des Auges ist viel Calcium fluoratum vorhanden, sodass ein Mangel schnell Symptome auslöst.
- Schielen, Augenmuskelschwäche; *siehe äußere Anwendung Kap. VII*

NR. 2 CALCIUM PHOSPHORICUM D6, PHOSPHORSAURER KALK, CAHPO²2H²O

Prinzip: Stabilität

1. Leitmerkmale zur Erkennung von Defiziten
nach Schüßler: »Heilmittel anämischer Zustände und Restaurationsmittel nach Ablauf schwerer Erkrankung«.
- Baustoff und Funktionsmittel aller Zellen
- im besonderen **Lebenssalz – Immunsystem**
- Blutkörperchenbildung und deren Erkrankungen
- Eiweißsynthese
- Kinder mit Entwicklungsstörungen, die dünn und schwach sind
- allgemeiner Kräftemangel
- Knochenerkrankungen
- Schwäche von Nerven, Herz und Kreislauf

2. Wirkungsweise und Haupteinsatzbereiche im Körper

Calcium phosphoricum findet sich in allen Zellen, besonders den Zellkernen, im Blutplasma, im Extrazellulärraum, im Gehirn und in den Knochen. Diese enthalten bis zu 85 % ihres Gewichts in Calcium phosphoricum und sind Lagerstätte des blutbildenden Knochenmarks.

- blutbildend:

  Entstehung Blutkörperchen: Erythrozyten (roter Blutkörperchen) durch Lecithin, zu dessen Bildung Calcium phos erforderlich ist, ebenso zur Eisenspeicherung in den Erys

  Leukozyten (weiße Blutkörperchen): Bildung des Immunsystems, Abbau aller alten Blutzellen

  Vermehrung Blutkörperchen, bei der Zellteilung verbindet Calcium phosphoricum die Aminosäuren (hier Zusammenarbeit mit Nr. 8 wichtig)

- Unterstützend auf die Phagozytose, bakterienvernichtende Fähigkeiten der Leukozythen. Calcium phosphoricum gilt als das einzige Mittel, das das phagozytäre Vermögen steigern kann; Aufbau und Unterstützung des Immunsystems

- Zellaufbauend, stabilisiert die Zellhüllen, unterstützt die Zellreparatur, gewährleistet Permeabilität[1] der Zellmembran und Adhäsionskraft der Zellverbände[2]

- Nervensystem wird gestärkt

- Calcium phosphoricum wirkt regulierend und beruhigend auf den Para-Sympathikus = Teil des vegetativen Nervensystems

- beeinflusst Nerven-Muskel-Erregbarkeit durch Aktivierung elektromechanischer Kopplung

- durch Membranstabilisierung in der Zelle wird der Energiehaushalt aufrechterhalten und ausgeglichen, dient damit der Energiespeicherung und der Aufrechterhaltung der Kalium-Natrium-Pumpe

---

1 Durchlässigkeit
2 Zusammenhangskraft

- dämpft übersteigerte Stoffwechselfunktionen
- unterstützt und regelt Enzymreaktionen
- aktiviert Nebennierenrinde und Hypophysenhinterlappen. Hier werden durch die Nervenreizung der Calziumionen die Hormonstoffe Adrenalin, Vasopressin und Oxytoxin ausgeschüttet
- Calcium phosphoricum wirkt aufbauend auf Knochensubstanz. Der Calciumphosphat-Stoffwechsel reguliert über Parathormon (Nebenschilddrüse) mit Calcitonin und Vitamin D den Auf- und Abbau der Knochenzellen (Osteoklasten und -blastenaktivität)
- Calcium phosphoricum sorgt für Stabilität und Tragfähigkeit der Knochen
- fördert die Kontraktionskraft der Muskeln und des Herzmuskels (Systole)
- ist Grundlage der Eiweißverarbeitung:

  Calcium phosphoricum ist besonders wichtig für die Umwandlung von pflanzlichem und tierischem Eiweiß in körpereigenes Eiweiß. Der phosphor-saure Kalk gibt der Verbindung den nötigen Halt. Störungen führen zu Allergien und Autoimmunerkrankungen.

  Nicht verarbeitetes Eiweiß wird im Bindegewebe abgelagert, führt zu Fettleibigkeit und krankmachenden Ablagerungen oder wird in Harnsäure umgewandelt, die den Körper dann in Gewebe und Gelenke belastet und zu Erkrankungen führt, z. B. Gicht.

  Es entsteht oft gleichzeitig ein Mangel an Kalium chloratum.

Auszug aus Schüßlers Schriften zu Calcium phosphoricum:
Über anorganische Gewebebilder schrieb er:

»Wenn ein intensiver Reiz (Säurevalenzen u. A.) an Gewebezellen trifft, so wird das Gleichgewicht eines Zellsalzes gestört. Es gehen in Folge eines solchen Angriffs Moleküle des betreffenden Salzes verloren, wofür Ersatz geliefert werden muss. Da die Bindegeweberöhren einerseits Ernährungsflüssigkeit zu den Geweben leiten, anderseits die Schlacken oder den Bauschutt der durch fortgesetzte Einwirkung des Sauerstoffs zum Abbruch gebrachten Gewebe in die Blutbahn zurückführen, so müssen, da Zufuhr und Abfuhr immer nebeneinander stattfinden, zuleitende und ableitende Bindegewebsröhren vorhanden sein; denn Fracht und Rückfracht können beim unausgesetzten Güterverkehr nicht auf den gleichen Schienen stattfinden. Wenn die Funktion der zuleitenden Bindegeweberöhren des Knochengerüstes unter die Norm herabgestimmt ist, so empfängt der betreffende Knochen oder Knochenteil zu wenig Ernährungsmaterial (kohlensauren Kalk), und demzufolge entstehen z.B. die englische Krankheit, der Schädelschwund usw. Ist die Funktion der ableitenden Bindegewebsröhren vermindert, so verzögert sich die Abfuhr desjenigen phosphorsaueren Kalks, welcher integrierender Bestandteil der verbrauchten Knochenzellen war. Demzufolge kommt es zu Knochenauftreibungen (Gicht, Arthrose). Zwei gegengesetzte Krankheitszustände, Verminderung und Vermehrung der Knochenmasse, sind durch ein und dasselbe Mittel, den phosphorsauren Kalk heilbar, weil dieser das Funktionsmittel der Bindegewebszellen ist.

Wenn in den ableitenden Röhren der in der Nähe der Gelenke befindlichen Bindegewebsröhren die Abfuhr von harnsauren Natrons nicht flott von Statten geht, bilden sich gichtige Anschwellungen. Häufen sich Abfuhrprodukte in dem Bindegewebe der Lymphdrüsen, so entstehen Drüsenschwellungen. Der phosphorsaure Kalk muss aus schon angeführten Gründen auch das Heilsalz der Gicht und der Skrophulose sein. Wenn an mehreren bindegewebigen Bildungsstätten der Blutkörperchen der phosphorsaure Kalk nicht genügend vorhanden ist, so geht die Entwicklung junger Zellen mangelhaft oder gar nicht von Statten. Da die gesund gebliebenen Blutkörperchenbildungsstätten die vollständige Deckung des durch das Absterben alter Blutkörperchen entstandenen Verlustes nicht bewerkstelligen können, so entwickelt sich allmählich eine Blutkonstitution, die Blutblässe, Anämie genannt wird. Ihr Heilmittel muss natürlich der phosphorsaure Kalk sein. Wenn aber die Blutblässe dadurch bedingt ist, das bei normaler Zahl der Blutkörperchen die Färbung derselben sich verzögert, so ist das Eisen als Heilsalz erforderlich.«

3. Schmerzempfinden bei Mangel an Nr. 2 Calcium phosphoricum:

- drückend
- mit Taubheitsgefühl und Kälte
- Kribbeln, Ameisenlaufen
- nachts und in Ruhe schlimmer
- Empfindungslosigkeit in den Extremitäten

4. Linderung der Beschwerden können erreicht werden durch:

Wärme, Bettwärme, Ruhe, Sauna, Einreibungen mit wärmenden Stoffen, Sonne, körperliche Bewegung (wärmt die Muskulatur), Entspannungsübungen, Verlangen nach Kalk, Geräuchertem, fetten und würzigen Speisen.

5. Verschlimmerung und Auslösung der Beschwerden durch:

Kälte, Luftzug, Witterungswechsel, Ruhe und Bettwärme können manchmal auch verschlimmern, nasskaltes Wetter, körperlich-seelische Belastungen, geistige Überanstrengung.

6. Geruch, Farbe, Konsistenz von Ausscheidungen und Veränderungsmerkmalen:

- Stuhl dünn, schleimig, Unverdautes, grün
- weißgelbe, eiweißhaltige Abschuppungen der Haut
- Absonderungen wie von rohem Eiklar, flockig, die zu weißgelben Krusten vertrocknen
- Absonderungen der Schleimhäute sind glasig, milchig und eiweißhaltig.

7. Tätigkeiten und Situationen, die viel Nr. 2 Calcium phosphoricum verbrauchen:

- durch eiweißhaltige Nahrung – vor allem tierisches Eiweiß
- Süßgetränke, vor allem Limonaden und Cola, Schokolade, Zucker
- Weißmehlprodukte
- Säuren
- Alkohol

8. Äußere Merkmale und sichtbare Veränderungen bei Mangel an Nr. 2 Calcium phosphoricum:

a. Antlitzdiagnostische Zeichen:

Blasse, durchsichtige, wachsartige Haut an den Ohren, oberhalb der Augen und am Nasensteg.

9. Dosierung und besondere Anwendungen:

Calcium phosphoricum ist bei akuten Beschwerden des Herzens und Blutdrucks sowie bei allergischen Reaktion ein schnell wirkendes Mittel. Ansonsten braucht es lange Einnahmezeiten zur Stabilisierung der Zellfunktionen und zum Aufbau der Substanz.

a. In kurzen Abständen geben bei folgenden Erkrankungen:

- Herz-Kreislauf-Problemen mit Nr. 7 Magnesium phos. und Nr. 5 Kalium phos, ev. Nr. 8 Natrium chlor. (Volumendefizit in den Gefäßen) kombiniert
- Bei allergischen Reaktionen mit Nr. 4 Kalium chlor. und eventuell mit Nr. 8 Natrium chlor. kombiniert
  Alle 2–5 Minuten 2–5 Pastillen lutschen bis zur Beruhigung der Symptome

b. Langzeit-Dosierung

- Bei allen Symptomen, die mit Substanzaufbau verbunden sind, muss das Mittel über lange Zeit eingenommen werden. So bei Wachstumsproblemen der Kinder oft bis zum Ende der Wachstumszeit, damit die notwendige Stabilität gegeben wird

- Täglich die Anzahl der Pastillen, entsprechend dem Alter des Kindes bis zum 10. Lebensjahr.
- Danach, wie bei Erwachsenen, je 12 Stück pro Tag

c. Besondere Kombinationen:
- Blutbildung erfordert zusätzlich oft Nr. 8 Natrium chlor.
- zur Eisenregulierung mit Nr. 3 Ferrum phos., eventuell mit Nr. 17 Manganum Bulfuricum
- (siehe Nr. 3 Ferrum phos.)
- **ADS und ADHS bei Kindern**
  - − + Nr. 11 Silicea bei blassen Kindern, die schlecht einschlafen
  - − + Nr. 9 Natrium phos. + Nr. 11 Silicea bei Kindern, die schlecht essen und viel Süßes wollen
  - − + Nr. 7 Magnesium phos. bei Kindern mit eher rötlicher Gesichtsfarbe und die schnell reizbar sind

d. Wenn keine Mittel eingeflößt werden können, kann es über die Haut zugeführt werden, bei:
→ siehe auch Kap. VII
- Schwäche und Ohnmacht
- Schockzustände
- Kleinkindern mit Schlafstörungen, Einschlafproblemen, hinter den Ohren halsabwärts ohne Druck. (Achtung Vertebralis)
- Säuglinge mit Entwicklungsschwäche: Bei Wirbelsäule und Kopf sehr sanft über den Schädelplatten und Fontanellen

10. Vorkommen in Lebensmittel:
Erbsen, Gerste, Hafer, Himbeeren, Kleie, Kohl, Kopfsalat, Linsen, Nüsse, Rhabarber, Roggen, **Sesamsamen**, Spinat, Schwarze Johannisbeeren, Weizen, Zwiebel, am Baum gereifte Orangen und Zitronen, Fleischsorten, Milch und Milchprodukte.

11. Symptomatik:

Bei Kindern:

Bei Kindern mit Calcium-phosphoricum-Mangel entstehen oft schon in jungen Jahren Nahrungsunverträglichkeiten. Mangelnder Appetit vor allem auf Gemüse und Obst sind wichtige Anzeichen. Es folgen schnell allergische Diathesen und eine allgemeine Infektanfälligkeit, häufig mit ins asthmatische gehende Manifestierung.

Calcium phosphoricum ist das wichtigste Kindermittel.

- ADS und ADHS bei Kindern
- Albträume
- Angst vor Dunkelheit
- Atmung, asthmatisch
- Atmung, krampfartig
- dicker Bauch
- Einschlafstörungen
- Husten, bellender, vor allem nachts
- Hyperaktivität
- in den Entwicklungsjahren matt, mager und leistungsschwach
- Kinderkrankheiten wie Krupp, Pseudokrupp, Diphterie, Masern, Keuchhusten
- Asthma
- Rachitis, Trichterbrust
- schlecht schließende Fontanellen
- Schulkopfschmerzen
- schwache, zur Verbiegung neigende Knochen/Wirbelsäule
- Zahnbildung, schlechte
- Zähne, schlechte mit Flecken und frühen Zahnschäden
- zur Bildung und Stärkung des Immunsystems vor allem bei Neugeborenen, die nicht gestillt werden (siehe Kapitel Kinder)

Allgemein:
- ADS und ADHS
- Appetitlosigkeit

- Atmung, krampfartige
- Auflösung grobstofflicher Calciumablagerungen z. B. Gallensteine (siehe Leberhaushalt)
- bellender Husten, vor allem nachts
- Drüsenleiden
- Einschlafen der Extremitäten
- Entzündungen und Exsudate (Absonderungen) der serösen Häute:
  - vor allem Bauch-, Rippen-, Brustfell
  - Herzbeutel. Diese treten häufig in Folge oder begleitend zu anderen Infekten auf. Durch frühzeitige Gabe von Nr. 2 können solche verhindert und/oder wieder abgebaut werden.
  - Hirnhäute
  - Schleimbeutel
- Erleichterung der Geburt
- Ermüdung
- Erschöpfungszustände
- Essverlangen nach Süßem und Schokolade
- grauer Star, Trübung der Linse durch Stoffwechselschlacken
- grüner Star = Glaukom, Augeninnendruck zu hoch
- Hände und Füße (blasse und kalte)
- Hautabschuppungen mit weiß-gelben Plättchen
- Husten, trockener, vor allem nachts → auch Nr. 8 Natrium chlor.
- Kopfschmerz durch Druck ausgelöst
- Kopfschmerz und Müdigkeit nach geistiger Anstrengung
- Leistungsschwäche
- Lymphdrüsenbeschwerden
- Migräne
- Nachtschweiß
- Nierensteine
- Polypen
- Schlaflosigkeit nach Überanstrengung
- Schmerzen mit Kälte und Kribbeln, nachts und bei Ruhe schlimmer
- Schulkopfschmerz bei Kindern

- Schwangerschaft mit schlechter werdenden Zähnen; mit Nr. 1 kombinieren
- Schwangerschaftserbrechen
- Schweißneigung
- Schwindel
- Skrofulose (Halsdrüsengeschwülste)
- Taubheitsgefühl und Kribbeln
- Verbesserung des Milchflusses zusammen mit Nr. 1 Calcium flour.
- Zellfehlbildungen, krankhafte, Wucherungen

Nervensystem
- Erregbarkeit der Nerven → Störung der Impulsübertragung
  Unser Nervensystem arbeitet mit einer ganz speziellen Form der Informationsübertragung. Diese gewährleistet, dass alle Informationen ohne Zeitverlust weitergeleitet werden. Dafür sind die Nervenzellen wie Perlen auf einer Schnur angeordnet, zwischen den Zellen befindet sich ein winziger Leerraum, der synaptische Spalt. Hier sorgen auf beiden Seiten ionisch aktive Mineralien dafür, dass ein elektrischer Potenzialwechsel erfolgt. Dieser trägt so die Information weiter. Zu diesen ionisch aktiven Mineralien gehören Calcium phosphoricum und Silicea. Wäre die Informationsübertragung linear, wie beim Stromkabel, würden wir uns wie ein Roboter bewegen, da erst der Befehl käme und dann die Reaktion. Wird die Informationsübertragung gestört, kommt es zu Über- oder Unterreaktionen des Systems (Depression und Nervosität)
- **Depressionen,** gestörtes Verhältnis zu sich und seiner Umwelt; siehe auch Nr. 5 Kalium phos.
  → langfristige Einnahme und Kombination erforderlich, sollte nur in Zusammenarbeit mit einem Biochemie-Therapeuten behandelt werden
  → kann dann auch zur Ausschleichung aus Psychopharmaca eingesetzt werden
- Angstzustände
- Einschlafprobleme bis 2–3 Uhr nachts; siehe auch Leberhaushalt

- Schlaf, unruhiger
- Schlafstörungen, nervöse
- Flimmern vor den Augen
- Hyperaktivität, Zappelphilip; Calcium phosphoricum ist wichtigstes Mittel zur Erhaltung des Ruhepotenzials.
- innere Unruhe
- Mondsüchtig, verstärke Erregung vor und bei Vollmond
- Negatives Denken
- nervöse Panik
- psychische Probleme
- Reizdarm, Beruhigung durch den Parasympathikus fehlt
- Überaktivität, körperlich und geistig
- überreizte Nerven, Reizüberflutung vor allem von Krach, ständiger Musik-, Fernsehbeschallung, nach Einkaufsbummel (Stadtkoller). Hier helfen zusätzlich regelmäßige Spaziergänge im Grünen und Aufenthalt in der Natur.
- Wetterfühligkeit, empfindlich gegen Wetterwechsel und Zugluft

Knochenbau, Zähne, Muskeln:
Knochen ist lebendiges Gewebe, das einem ständigen Auf- und Abbau der Zellen unterliegt, damit die Funktion jederzeit erhalten bleibt.

Das Gewebe bildet sich aus Osteozyten (aufbauende Knochenzellen) und kollagenhaltigen Fasern, in die der phosphorsaure Kalk eingebaut wird. Dieser verfestigt sich und wird zu stabilen Knochengewebe. 85 % der Knochen und Zähne bestehen aus Calcium.

Beteiligt an dieser Produktion sind außerdem Vitamin D, Calcifediol (wird in der Leber produziert) und Calcitriol (wird in der Niere produziert). Sie unterstützen die Resorbierung der Calicumionen aus dem Darm und die Rückholung aus dem Primärharn. Zur Bildung des Calcifediols wird die Sonnenbestrahlung (UV-Licht) benötigt. Außerdem ist an dem Kreislauf noch das Parathormon der Nebenschilddrüse beteiligt. Es fördert die Resorption von Calcium- und Phosphorionen im Knochen durch die Anregung der Osteozyten und Oesteoklasten (abbauende Knochenzellen). In der Niere fördert es die Resorbierungsfähigkeit der Ionen und reguliert die Bildung von Calcitiriol.

Anwendungsgebiete für Calcium phosphoricum:
- alle Arten von Knochenschwäche und -fehlbildungen
- Brüche und Knochenoperationen
  - Kallusbildung nach OP und Verletzungen
  - schlechte Knochenheilung
  - —> bei schwierigem Heilungsverlauf Symphytum D6 mit 3 x 5 Globuli ergänzen
- Fieberkrampf, Schreib-, Stimmkrampf
- Gelenkschmerzen bei Witterungswechsel
- epileptische und andere Krampfanfälle; oft mit Nr. 22 Calcium carbonicum zu kombinieren
  Ich konnte die Wirkung dieser Kombination einige Jahre bei einer Patientin erleben, die bei den Krampfanfällen oft stürzte und sich so viele Knochenbrüche zugezogen hat. Im Zuge der Medikamentierung mit den Schüßler-Salzen und Calcium carbonicum als homöopathischem Mittel nahm die Sturz- und Krampfhäufigkeit erheblich ab.
- Erregbarkeit von Muskeln und Nerven
- Fersensporn und andere Knochenauswüchse
- Kribbeln und Ameisenlaufen in den Extremitäten
- Menstruationskrämpfe, oft mit Nr. 7 Magnesium phos. zu kombinieren
- Muskelspannung im Rücken innerhalb der Funktionskreise der Spinalnerven
- Muskeln enthalten sehr viel Calcium phos., am meisten die Herzmuskel
- Muskeltonus: Calcium phosphoricum normalisiert den Tonus und setzt die Erregbarkeit herunter.
- Muskelverkrampfungen, vor allem der großen Extremitäten und Zehen (ev. + Nr. 19)

Muskelverkrampfungen der willkürlichen Muskulatur – die wir willentlich beeinflussen können – entstehen durch Kontraktion der Muskelfasern bei übergroßer Anstrengung, große Ermüdung, Säureüberschuss im Muskel und einem Mangel an Calcium phosphoricum. Das oft in solchen Fällen gegebene Magnesium bringt zwar durch die folgende Erschlaffung des Muskels eine Erleichterung, beseitigt aber nicht die Ursache.

- Muskelverspannungen allgemein
- Muskelverspannungen durch Übersäuerung
  - besonders die Schulterpartie ist häufig Auslöser für vielerlei Beschwerden
    - → Bei diesen Beschwerden sollte neben der Schüßler-Behandlung der Körper entsäuert und der betroffene Bereich auch physikalisch behandelt werden.
  - Kopfschmerz, vom Nacken hochziehend
  - Migräne beidseitig (einseitig → Leberhaushalt Nr. 2 + 6)
  - Schwindel, auch mit Übelkeit
  - Beeinträchtigungen der Halswirbelsäule
    - mit Beschwerden der Ohren, Tinnitus
    - Nasen, Augen
  - Konzentrationsstörungen
  - Engegefühl der Brust mit Herzbeklemmung
  - Kribbeln in Händen und Fingern vor dem Einschlafen, Taubheit
    - Einseitige Beschwerden können von Wirbelfehlstellungen verursacht werden.
    - Beidseitige oder abwechselnd auftretende Beschwerden dieser Art entstehen, wenn der verkrampfte Muskel (z. B. Trapezius) die Nervenstränge einengt, welche die Arme versorgen.

    Dazu gehören können auch das Karpaltunnelsyndrom, die Dyputrensche Kontraktur, der Maus-, Tennis-, oder Golfarm bzw. Ellbogen (physikalische Behandlung parallel).

- Osteomalazie
- Osteoporose (siehe Säurehaushalt). Calium phos. wird zur Verarbeitung von Eiweiß und Säuren aus den Knochendepots gelöst
- Rheumabeschwerden bei Witterungswechsel
- Rückenbeschwerden; Calcium phosphoricum reguliert sie durch Herabsetzung zu hoher Muskelspannung.
- Schluckauf
- Schwache Wirbelsäule mit Neigung zu Fehlstellungen wie Skoliose, Kyphos, Buckelbildung, Lordose
  - Selbst in fortgeschrittenem Alter kann noch eine Stabilisierung erreicht werden, in Kombination mit Methoden zu statischen Verbesserungen wie der Methode Dorn oder Physiotherapie u. ä. können Begradigungen erreicht werden.
    Regelmäßige, langfristige Einnahme der Mineralien mit eventueller Umstellung der Ernährung sowie angepasste körperliche Bewegung und regelmäßige Wirbelsäulenbehandlungen sind dazu erforderlich.
    Der Erfolg dieser Kombination ist, dass Schmerzen und Bewegungseinschränkungen meist wesentlich gebessert werden oder verschwinden.
- Schwangerschaft; zur Wachstumsunterstützung und der Bildung eines guten Immunsystems des Fötus
- Schwangerschaftsbeschwerden, Schmerzen und Hohlwerden der Zähne
- Spasmen, Dauerverkrampfungen
- Tetanie, auch als Reaktion auf unbekannte Substanzen, allergischer Schock
- Verhärtungen und Verkrümmungen der Knochen
  - Skoliosen – Kyphosen u. ä. – Morbus Bechterew
- Wachstumsschmerzen bei Kindern
  - vor allem nachts auftretende Beinschmerzen
- Wachstumsstörungen
  - Morbus Perthes – Morbus Scheuermann
- Zahnbildung

Blut und Immunsystem

Calcium phosphoricum wird benötigt zur Bildung der Immunglobuline (die Polizei des Immunsystems). Es ist notwendig für den Wiederaufbau nach längeren Erkrankungen, vor allem bei Infektionen mit Fieber.

- Störungen des Immunsystems
- niedrige Eisenwerte, die sich durch Eisenpräparate nicht bessern; siehe Nr. 3 Ferrum phos.
- Eisenmangel, allgemein
- Eisenmangel, in der Schwangerschaft
- Anämie (Mangel an Erythrozyten), Blutarmut – Bleichsucht Calcium phos ist DAS Nährmittel
- unterstützt die Apotose, Abbau der nicht mehr funktionsfähigen oder fehlgebildeten Blutzellen
- Blutgerinnungsstörung, verringerte Thrombozyten
- Blutungen, heftig bis unstillbar zusammen mit Nr. 3
- Menstruation, zu früh
- Menstruation, zu stark
- Menstruation, ausbleibend
- weißer, eiweißhaltiger Ausfluss auch vor Beginn der Menses bei jungen Mädchen
- häufig Infekte, gleich welcher Art, Immunschwäche
- Erkältungsneigung bei feucht-kaltem Wetter
- Kältegefühl vor allem der Extremitäten kann Hinweis auf mangelnde Leukozytenbildung sein.
- Schwäche im Unterleib
- Blutverlust durch Menstruation oder nach OPs (Blut gerinnt schwer)
- Nasenbluten
- Eiweißausscheidungen im Urin, gestörte Synthese
- Muskulatur oder Organe blutleer durch zu hohe Muskelspannung

Allergie und Autoimmunerkrankung —> siehe Kap. IX
- alle Reaktionen auf Nahrungsmittel, vor allem den Eiweißhaltigen
- Heuschnupfen – Ursache ist das pflanzliche Eiweiß
- asthmatische Entwicklungen
- Reaktionen, die auf unbekannte Stoffe zurückzuführen sind, Tetanie
- Impfungen: Impfreaktionen und Impfschäden; *siehe Kapitel Impfen XI*
- Insektenstiche und deren Folgen
- Zeckenbiss

Nach Entfernen der Zecke, die Stelle mit einer Mischung von Nr. 2, Nr. 3, Nr. 4 und Nr. 11 möglichst schnell behandeln, vorsorglich zwei Tage die Nr. 2, Nr. 3 und Nr. 4 auch innerlich mit stündlich 5 Stück nehmen. Zeigt sich ein roter Fleck, der sich vergrößert und in der Mitte einen weißlichen Fleck hat, besteht die Gefahr einer Borreliose-Infektion. Da eine Belastung mit Borrelien erst nach drei Wochen im Blut festgestellt werden kann, sollten Sie zur Absicherung den Arzt aufsuchen. Zwischenzeitlich fahren Sie mit Ihrer Behandlung mit den Mineralien Nr. 2, Nr. 3 und Nr. 4 fort (auch äußerlich möglichst oft eincremen oder Packungen der Mineralien auftragen).

Aus eigener Erfahrung ist die homöopathische Begleitung sinnvoll. Dazu wird die Borreliose-Nosode eingesetzt und mit dem Mittel Sulfur oder Natrium sulfuricum ergänzt. Die Behandlung kann mit Meisterwurzpulver ergänzt werden. Es eignet sich zudem zur Behandlung alter Infektionen, die immer wieder zu Schüben führen.

Sie sollten sich an einen entsprechend kundigen Therapeuten wenden.

- anaphylaktische Reaktionen und Schock
- Hauterkrankungen bei allergischen Auslösern
- Hautreaktionen auf Berührung von Substanzen
- Autoimmungeschehen z. B. MS, Aids, M. Hashimoto – wichtige

Begleitung bei Autoimmunkrankheiten gleich welcher Organe und aller sklerosierenden Erkrankungen

Vergiftungen:
Kontakt mit Tieren, Pflanzen, Chemikalien, Arzneimitteln u.a. können auch Vergiftungserscheinungen auslösen, die nicht mit denen der allergischen Reaktion gleichzusetzen sind. Es handelt sich um oft quaddelähnlichen Ausschlag, häufig brennend und juckend.

- Insekten können Vergiftungen auslösen, da sie vorher Giftstoffe wie Düngemittel und Pestizide aufgenommen haben. Das ist in den letzten Jahren bei Mückenstichen sehr häufig der Fall. Dabei kommt es schnell zu sich ausbreitenden Hautreaktionen, und es treten oft Kopfschmerzen und Übelkeit mit auf.
- Die Behandlung sollte nach dem jeweiligen Aussehen und dem Schmerzverhalten gestaltet werden. Grundsätzlich bei allen Vergiftungen jedoch die Nr. 4 Kalium chlor. und Nr.10 Natrium sulf. einsetzen.

Herz- und Kreislaufbeschwerden:
Calcium erhöht die Fähigkeit der Muskel zur Kontraktion und zur Entspannung, das ist vor allem für die Herzmuskel wichtig.

- niedriger Blutdruck, Calcium phos. ist der »Betablocker« unter den Mineralen
- hoher Blutdruck
- hoher Puls, Tachykardien —> steuert den Herzschlag
- vestärkte Pulssteigerung bei Anstrengungen
- hoher Puls nach reichlichen Mahlzeiten (vor allem tierisches Eiweiß) eventuell mit Nr. 6 Kalium sulf. + Nr. 9 Natrium phos. kombinieren
- Herzrhythmusstörungen durch fehlende Beruhigung durch den Para-Sympathikus
- Schwindel
- Schockzustände, auch bei Unfällen
- Schwäche, Ohnmachten

DIE BEDEUTUNG VON CALCIUM PHOSPHORICUM MIT ANDEREN MINERALIEN FÜR DIE HERZFUNKTION

Die drei Phasen der Herzleistung:

1. Damit eine zeitlich koordinierte Kontraktion der einzelnen Herzabschnitte möglich ist, erfolgt über das autonome Nervensystem eine kontrollierte Impulsbildung und Weiterleitung innerhalb eines spezifischen Erregungsleitungssystems.
2. Durch elektrische und chemische Vorgänge an den Herzmuskelzellen findet die elektrische Kopplung der Membranvorgänge statt.
3. Die Durchblutung des Koronarkreislaufes, der herzeigene Kreislauf, erfolgt durch die Versorgung mit Sauerstoff und entsprechenden Substraten über die energetische Anforderung mittels der elektrisch-mechanischen Herzleistung.

In Phase zwei ist das Calcium von besonderer Bedeutung für die Kopplung der elektrischen Membranvorgänge. Diese lassen sich in mehreren Schritte wie folgt darstellen:

- Das Membranpotenzial der Herzzellen wird mittels eines elektrischen Impulses reduziert. Dadurch können Natriumionen bis zum Maximum ihrer Leitfähigkeit einströmen (aktiver Zustand). Dann erfolgt Übergang in den inaktiven Zustand durch Schließen der Kanäle. Während dieser Zeit ist die Zelle nicht mehr reizbar.
- Die Depolarisierung bleibt für kurze Zeit bestehen (Plateauphase). Während des Natriumeinstroms erfolgt kurz vor Erreichen des Maximums über spezielle Kanäle ein Caliumeinstrom. Dieser hält die Membranpolarisierung über mehrere Millisekunden aufrecht. An seinem maximalen Punkt beginnt die Herzmuskelkontraktion.
- Die Repolarisierungsphase beginnt in der Plateauphase durch Ausströmung von Kaliumionen aus der Zelle. Der Caliumein-

strom verringert sich langsam. Bis zum Potenzialausgleich der Ladung innen und außen nimmt der Kaliumausstrom zu.

- Wenn der Kaliumausstrom endet, ist die Zelle etwas reicher an Natrium und Calciumionen als an Kaliumionen. Unter Verbrauch von Stoffwechselenergie wird mit Hilfe der Kationenpumpe während und an den Erregungsvorgang anschließend die ursprüngliche Ionenverteilung wiederhergestellt. Natrium wird aus der Zelle ausgetragen und Kalium eingetragen. Bezeichnet als elektrogene Pumpe, entsteht diese Pumpaktivität des Herzens durch die verschiedenen Ladungen im Herzmuskel.

Auch innerhalb der Herzmuskeln spielt das Calcium eine wichtige Rolle: Die Kontraktionsfähigkeit ist abhängig von der rhythmischen Verkürzung der Herzmuskelfasern. Diese Fasern bestehen aus Myosin und Aktin. Unter Mitwirkung von Magnesium wird Energie für die Kontraktionsarbeit erzeugt (ATP). Die Calciumionen bilden Brücken zwischen Aktin und Myosin und unterstützen so die Kontraktion.

Somit sind für die Gesamtfunktion des Herzens mehrere biochemische Salze notwendig. Vor allem Nr. 2 Calcium phos., Nr. 1 Calcium fluor. (für Zusammenziehung und Kontraktion), Nr. 4 Kalium phos., Nr. 7 Magnesium phos. und Nr. 8 Natrium chloratum.

NR. 3 FERRUM PHOSPHORICUM D12, PHOSPHORSAURES EISEN, $FePO_4 \cdot 4H_2O$

Prinzip: Leistung

1. Leitmerkmale zur Erkennung von Defiziten

- Hauptmittel aller plötzlich Auftretenden Erkrankungen mit den klassischen Entzündungsanzeichen: Rötung, Hitze, Schwellung, Schmerz, gestörte Funktion, Druckempfindlichkeit und Blutüberfüllung (Hyperämie)

- **Immer das erste Mittel**
- Sauerstoffversorgung: Ferrum bildet in den Erythrozythen mit Calcium phos. das Hämoglobin, dieses zieht den eingeatmeten Sauerstoff an (äußere Atmung) und leitet den Sauerstoff in Gewebe und Organe.
- Da für jeden körperlichen Prozess Sauerstoff zur Energiegewinnung in der Zelle benötigt wird, bildet dieser Vorgang die Grundlage aller Körperfunktonen.

2. Wirkungsweise und Haupteinsatzbereiche im Körper

Ferrum phosphoricum findet sich in den Erythrozyten, in allen Geweben, besonders in Muskelzellen, Blut, Gehirn, Leber (Wärme), Drüsen, Darmwand und -zotten.

Es ist Bestandteil des Hämoglobin und Myoglobin, die Muskeln fungieren als Depot.

Nr. 3 Ferrum phos. sollte generell erstes Einsatzmittel sein. Auch bevor eine Diagnose durch einen Therapeuten gestellt werden kann, ist die Einnahme sinnvoll, da sie die grundlegende Versorgung mit Sauerstoff gewährleistet, der für jeden Heilungsvorgang erforderlich ist.

Jede Art körperliche Reaktion auf »Eindringlinge« erfordert eine erhöhte Leistung.

Sie werden vom unspezifischen Immunsystem abgefangen (Granulozyten und Makrophagen), das benötigt Energie, zu dessen Erzeugung wiederum Sauerstoff gebraucht wird.

Ferrum phos. regt die Bildung von Phagozyten (Fresszellen) an.

Rechtzeitiges Eingreifen mit Nr. 3 Ferrum phosphoricum hindert manche Erkrankung am Ausbruch, reduziert die Krankheitsdauer und bringt selbst schwere Krankheitsbilder schneller zum Abklingen.

- Ferrum phosphoricum ist als Bestandteil des Hämoglobin an enzymatischen Vorgängen beteiligt
- sorgt für Anregung der blutbildenden Gewebe

- es hilft bei Eisenmangel, Störungen im Hämoglobin- und Ferritinhaushalt
- Fieber, voller, weicher Puls, Blutandrang, Schüttelfrost, Hitzewallungen (I. Stadium – II. Stadium, siehe Nr. 5 Kalium phos.)
- bei frischen, roten Blutungen, Blut leicht gerinnend
- wirkt gefäßverengend, dadurch blut- und schmerzstillend (frische Wunden)
- ist ein Antioxidant, neutralisiert frei Radikale
- verbrennt Kohlehydrate
- unterstützt die Abwehrmechanismen des Körpers, aktiviert Immunsystem

3. Schmerzempfinden bei Mangel an Nr. 3 Ferrum phosphoricum

Akutschmerz, klopfend, pochend, heftige Schmerzen nach Verletzungen, brennend, mit Hitze, Rötung und auch Schwellung,
allgemein brennender Schmerz – Feuer löscht man mit Feuer (Nr. 3 Ferrum phos.) oder mit Wasser (Nr. 8 Natrium chlor.).
Nr. 3 immer dann anwenden, wenn ein Schmerz als heiß empfunden wird.

4. Linderung der Beschwerden können erreicht werden durch:

Kühlen, kalte Umschläge, frische Luft, Ruhe.

5. Verschlimmerung und Auslösung der Beschwerden durch:

Wärme, Bewegung, Druck, alle Schmerzen nachts schlimmer, Fieberspitze nachts.

6. Geruch, Farbe, Konsistenz von Ausscheidungen und Veränderungsmerkmalen:

Blut gallertartig gerinnend, hellrot.

7. Tätigkeiten und Situationen, die viel Nr. 3 Ferrum phosphoricum verbrauchen:

- alle körperlichen und geistigen Tätigkeiten
- Blutungen
- Kaffee, Schwarzer Tee und Kakao

8. Äußere Merkmale und sichtbare Veränderungen bei Mangel an:

heiße Rötung – Ohren, Wangen, bei Fieber generalisiert
Heißes Erröten bei Erregung, bei und nach Anstrengungen,
heiße Rötung ins bläuliche gehend bei Erschlaffungen der Adern
→ Venenentzündung

a. Antlitzdiagnostische Zeichen:
bläulich-dunkle Schatten im Augeninnenwinkel
heiße Röte der Wangen

9. Dosierung und besondere Anwendungen:

in Akutfällen mit Schub anfangen, 20 Stück gelöst, schluckweise trinken, mit Gaben von Pastillen in kurzen Abständen folgen, alle 5–15 Minuten 2–5 Pastillen. Mit fortschreitender Besserung Abstand der Gaben vergrößern bzw. auf das Folgemittel wechseln. Sobald Absonderungen auftreten, ist das Folgemittel, je nach Darstellung der Absonderung, einzusetzen. Zu Beginn der Absonderung beide Mittel parallel einsetzen.

Bei frischen Wunden: *siehe äußere Anwendung Kap. VII*

Eisenmangel: Über einen Zeitraum von 4–6 Wochen 25 Pastillen pro Tag, danach bis zur Normalisierung der Symptome oder Blutwerte 15 Stück anwenden. Nach der Normalisierung über längeren Zeitraum 10–12 Stück weiternehmen.

Ist der Patient blass, ist zusätzlich die Nr. 2 Calcium phos. mit gleicher Dosierung zu geben.

Tritt nach mehreren Wochen der Einnahme keine Veränderung ein, sollte Nr. 17 Maganum sulfuricum mit 2 x 5 Stück täglich dazugegeben werden.

Mangan (Nr. 17) hat Einfluss auf die Aufnahmefähigkeit für Eisen und kann diese unterstützen. Daher sollte es bei schlecht heilbarem Eisenmangel, allen anämischen Erkrankungen sowie schlechter Heilungstendenz bei Entzündungen und schwieriger Rekonvaleszenz zusätzlich eingesetzt werden.

→ Dosierung im Verhältnis (3:1) 3 Pastillen der Nr. 3 zu 1 Pastille Nr. 17 geben.

Schulmedizinische Eisenpräparate sind im Allgemeinen schlecht verträglich. Hier sind zwei Tipps, die Sie parallel zu den Schüßler-Salzen anwenden können:

Der Trick unserer Großeltern funktioniert noch: einen (echten) Eisennagel in einen Apfel stecken und diesen Apfel nach 24 Stunden essen.

Ebenfalls zur Aufnahme substanzieller Eisenmengen ergänzend geeignet: Legen Sie einen Hämatit oder Markasitstein über Nacht in Wasser und trinken Sie dieses schluckweise über den Tag verteilt. Diese beiden Steinsorten nie mit anderen Mineralsteinen zusammen ins Wasser geben.

Vorbeugend:

- Vor ungewohnten und starken körperlichen Anstrengungen zur Vermeidung von Muskelkater 10 Pastillen Nr. 3 nehmen, eventuell während der Tätigkeit weiterführen.
- Bei allgemeiner Infektanfälligkeit stärkt es die Abwehrkräfte.
- Wenn man besonders häufigen Kontakten mit Infektpersonen ausgesetzt ist.

10. Vorkommen in Lebensmitteln:

Weizenkeime, Maisgrieß, Kuhmilch, alle Käsesorten, **Hirse**, fast alle Getreidearten, **Ingwer**, **Sauerampfer**, Bohnen, Erbsen, Linsen, Kohlsorten, Zwiebel, Pilze (Pfifferling und Steinpilz), **Eidotter**, Wurzelgemüse, **Petersilie**, Sojabohnen, Spinat, Preiselbeeren, Datteln, Orangen, Nektarinen, Rosinen, Holunder, Pfirsiche, Kürbis,

Nüsse, Mandeln, Geflügel, Heilbutt, Lachs, Makrele, Schellfisch, **Bierhefe.**

11. Symptomatik:

Allgemeines
- akute und chronische Müdigkeit
- Anämie (siehe auch unter Nr. 2)
- Angiome, Petechien
- Bettnässen
- Blutkrankheiten der Erythrozyten
- frischrote Blutungen aus dem Enddarm und aus Hämorrhoiden
- Blutungen mit hellen frischen Blut, dass schnell gerinnt
- Eisenmangel, Blutarmut
- heiße Gesichtsröte nach Anstrengungen und bei Aufregung mit Pulserhöhungen
- Heiserkeit
- Heiserkeit durch Überanstrengung
- Hexenschuss, alle entzündlichen Gelenkschmerzen wie Hüft- und Schulterschmerz,
- akuter Hörsturz: Sofort je 20 Pastillen der Nr. 3 und Nr. 4 Kalium chlor. auflösen und schluckweise trinken, das halbstündlich wiederholen. Ärztliche Notfallbehandlung!
- Husten, schmerzhafter, trockener
- Knochenbrüche
- Kopfschmerz
- Kopfschmerz mit heißer Stirn
- Magen- und Darmbeschwerden akut mit Schmerzen, Erbrechen und Durchfall
- Menstruation, kolikartige, schmerzhafte mit viel hellen Blut
- Nasenbluten bei Kindern und Blutarmen (ev. + Nr. 5 Kalium phos.)
- Ohrengeräusche
- Quetschungen
- Reizhusten

- Rheumatische und arthritische Beschwerden die wandern – sehr empfindlich gegen Bewegung, besonders nachts
- Schlaflosigkeit mit Unruhe, Erregung, fehlende Spannung der Kopfgefäße vermindern den Blutdurchfluss
- Schwangerschaft mit Eisenmangel
- Schwindel
- Schwindel mit Blutandrang zum Kopf, wird schlechter nach Bücken
- Tinnitus durch Sauerstoffmangel
- Urinabgang, unwillkürlicher, tagsüber durch Schwäche des Blasenschließmuskels
- Verheben
- Verrenkung
- Verstauchung

Entzündungen
Werden die Eisenmoleküle der Muskelzellen durch einen Fremdreiz gestört, folgt eine Bewegungsstörung, und sie erschlaffen.

- Das macht sich bei den Ringfasern der Gefäße durch deren Erweiterung deutlich. Der Blutinhalt vermehrt sich, eine sog. Reizungshyperämie entsteht. Sie ist das erste Stadium einer Entzündung und kann durch die Gabe des phosphorsauren Eisens wieder zurückgeführt werden. Dadurch ist die Zelle in der Lage, vorhanden Erreger zu eliminieren. Diese werden dann von den Lymphgefäßen zur Beseitigung aufgenommen (erfordert dort Kalium chloratum). Das Fieber erhöht den Stoffwechsel und damit die »Kampfleistung«, und verbraucht mehr Energie = mehr Sauerstoff wird gebraucht.
- alle beginnenden, plötzlichen, akute Erkrankungen, Schmerzen und Beschwerden
- Fieber (bis 39,5° C, darüber Nr. 5 Kalium phos.), Kennzeichen: Rötung, Schwellung, Hitze, ev. Schüttelfrost
- frische Wunden
- Verletzungen, Schürfwunden

- Bindehautentzündung
- Nagel-, und Nagelbettentzündungen
- Kinderkrankheiten
- Infektionskrankheiten mit bakterieller und viraler Ursache
- Erkältungen
- grippaler Infekt und echte Grippe (Influenza)
- Hals-, Rachen-, Bronchialinfekte
- Erbrechen
- Zahnschmerz mit Entzündungen
- Zahnfieber bei Kindern
- Hautausschläge mit den Akutzeichen Hitze, Rötung, Schwellung, Schmerz
- Sonnenbrand solange gerötet, bei Blasenbildung + Nr. 8 Natrium chlor.; wenn er anschwillt + Nr. 4
- Insektenstiche entzündlich, heiß, gerötet
- Lungen-, Rippenfellentzündung
- Organentzündungen, z. B. Nieren, Bauchspeicheldrüse
- Venenentzündung
- Gelenkentzündungen
- Rheumatischer Formenkreis
- Arthritis
- Stirnhöhlen- und Nebenhöhlenentzündung
- Entzündungen der Ohren, Augen und Nasen; hier besonders die direkte Anwendung über Nasen-, Augen-, Ohrentropfen, Packungen, Auflagen sowie äußere Anwendung der Cremes beachten.

Muskulatur

Die Muskulatur verbraucht die größte Menge an Sauerstoff, ca. ein Fünftel des Körperumsatzes. Dieser Verbrauch erhöht sich bei Übersäuerung *(siehe Säurehaushalt Kap. X)*.

Bei erhöhtem Stoffwechsel, z. B. Fieber, holt der Körper das Ferrum aus der Muskulatur. Deshalb entstehen bei Infekten Muskelschmerzen und Zerschlagenheitsgefühl.

Nr. 3 Ferrum phosphoricum schafft den zur Verbrennung von

Kohlehydraten (Energieerzeugung) benötigten Sauerstoff heran = Muskelkraft durch Kohlehydrate.

- Muskelkater und Schmerzen nach körperlichen Anstrengungen. Zur Auflösung ist Nr. 6 Kalium sulfuricum notwendig.
  - Vor und während körperlicher Anstrengung vermeidet es Muskelkater und erhöht die Leistung. Das ist erlaubtes »Doping« auch bei Sportlern.
  - hohe geistige Beanspruchung. Das Gehirn benötigt ebenfalls viel Sauerstoff zur Vorbeugung und Reduzierung demenzieller Erkrankungen.
- Muskelerschlaffung und -überreizung
- schlaffe Haltung
- schnelle Ermüdung und allgemein schwacher Tonus
- hoher Verbrauch bei Anstrengungen. Akutmangel z. B. bei Kindern, die nach dem Spielen mit heißen Wangen und Ohren heimkommen (AD)
- geringe Leistungsfähigkeit
- fehlende Ausdauer
- Muskelschwäche allgemein. Mangel an Ferrum reduziert die Leistungsfähigkeit der willkürlichen Muskeln und die der Organe, kann daher Organschwächen und damit Fehlfunktionen auslösen. Herzmuskelschwäche.
- Muskelschwäche der Ringmuskulatur hat Folgen für alle Schließmuskeln des Körpers und deren Funktion:
  → Blasenmuskel, Inkontinenz
  → Blasenmuskel, Bettnässen
  → Schließmuskel des Enddarm mit nicht kontrolliertem Stuhlabgang
  → Speiseröhre/Magenklappe, Reflux mit Sodbrennen u.ä.
  → Magenpförtner, Transport unverdauter Nahrung
  → Herz: schlecht schließende Herzklappen
  → Erschlaffung der Venen und Arterien vermindert den Bluttransport.

→ Krampfadern, nicht schließende Venenklappen

→ Arterien, Bluthochdruck oder zu niedriger Druck, Aneurysmen, Arteriosklerose

- Verlieren die Muskelzellen der Darmwandung Eisenmoleküle, verlangsamt sich die peristaltische Bewegung (die den Speisebrei durchknetet), und es entsteht Verstopfung durch Trägheit bei der Entleerung.
- Verlieren die Muskelzellen der Darmzotten Eisenmoleküle, sind sie funktionsuntüchtig, und es entsteht Durchfall, unverdaute Speisen im Stuhl.

NR. 4 KALIUM CHLORATUM D6, KALIUMCHLORID, KCL

Prinzip: Fließfähigkeit

1. Leitmerkmale zur Erkennung von Defiziten
- zweites Entzündungsstadium, wenn Absonderungen auftreten
- Lymph-, Nieren-, Drüsen- und Schleimhautmittel, Ausscheidung
- subakute Entzündungen
- spezifisches Immunsystem
- weiche Schwellungen
- betrifft Gewebe, die Eiweißfaserstoffe ausscheiden

2. Wirkungsweise und Haupteinsatzbereiche im Körper
Kalium chloratum kommt vor in allen Körper- und Zellflüssigkeiten, im Gehirn, Nerven, Muskelzellen und roten Blutkörperchen.

Faserstoff
Kalium chloratum hat nach Schüßler eine aufsaugende Wirkung auf Ausschwitzungen und Faserstoff (Fibrin = Eiweißstoff, Gerinnungsstoff des Blutes, das bei der Gerinnung aus Fibrinogen entsteht, Bestandteil des Bindegewebes). Ein Mangel betrifft daher alle

Gewebe, die Eiweißfaserstoff ausscheiden können, also Haut, Schleimhäute und seröse Häute.

Bildet und bindet Fibrin (Faserstoff-Gammaglobuline), hält ihn in Lösung. Der Faserstoff tritt in Folge fehlenden Chlorkaliums als weißgrauer Belag oder zäher Schleim an die Oberfläche.

Gemeinsam mit Blutwasser bilden sich Bläschen, diese sind gewölbt und erhalten milchige Flüssigkeit, die nach Eintrocken weißliches Pulver (mehlartig) bildet. Bei serösen Häuten entsteht die Wassersucht, das Bauchwasser.

In Notsituationen (Verletzungen u.ä.) löst der Körper Faserstoff auf, wenn nicht genügend freies Kalium chloratum für das spezifische Immunsystem zur Verfügung steht. Es kommt zu Schwellungen.

Das Kalium chloratum wird dazu auch aus den Schleimhäuten gelöst.

Ist zuviel Faserstoff im Blut gelöst, verdickt es. Das ist die Ursache für Thrombosen und Herz-Kreislauf-Erkrankungen.

Zweites Entzündungsstadium:

Es entsteht, wenn dem Körper im ersten Stadium nicht genügend phosphorsaueres Eisen zur Verfügung steht, um den Krankheitsherd zu beseitigen. Der Körper bildet dann Antikörper, die den Giften entgegengesetzt sind und aus Kalium chloratum mit anderen Stoffen, meist Wasserstoff, bestehen. Diese Moleküle verbinden sich mit den eingedrungen Krankheitskeimen oder entstandenen Giften (Medikamente und ihre Zerfallsprodukte). Sie wandeln sie durch die Anreicherung mit den Wasserstoffatomen in unschädliche Stoffe um, die über Lymphe und Nieren ausgeschieden werden können.

- Kalium chlor. unterstützt die Energieproduktion und die Muskelaktivität
- hilft bei der Grundfunktion des Drüsensystems, bildet Sekrete
- steuert das spezifische Immunsystem
- steuert die Entgiftungsarbeit des Drüsensystems, Arzneimittel

z. B. Cortison. Antibiotika, Narkotika, Impfgifte, nach OP, alle chemischen Gifte (alle metallischen Gifte + Nr. 8 Natrium chlor.)

- ist beteiligt an Eiweißaufbau und Kohlhydratverwertung
- stoffwechselanregend
- wirkt auf die Erregbarkeit der Nerven und Muskeln

3. Schmerzempfinden bei Mangel an Nr. 4 Kalium chloratum
verschlimmert bei Bewegung oder nur bei Bewegung auftretend

4. Linderung der Beschwerden können erreicht werden durch:
Wärme, Ruhe
Bei Stauungen im Lymphsystem moderate Bewegung und sanfte Massagen

5. Verschlimmerung und Auslösung der Beschwerden durch:
Kälte, Bewegung, Genuss von Süßem, Fettem und tierischem Eiweiß, Ärger

6. Geruch, Farbe, Konsistenz von Ausscheidungen und Veränderungsmerkmalen:
- klebrig, zäh, weiß-grau, fadenziehend, faserstoffhaltig, schwer löslich – wenn getrocknet, dann mehlartig
- Blut – Blutungen: dick, zäh, schwarz, gerinnt, klumpig (bei Menstruation)
- Absonderungen mit Blutwasser in der Haut, Schwellungen bei Hämatomen u.ä. oder in Hohlräumen, Zysten
- Zungenbelag: weiß, weiß-grau, dick, zäh – schlecht zu reinigen
- Milien – Hautgrieß oder Cholesterin (klebt, dann + Nr.6 Kalium chlor.)

7. Tätigkeiten und Situationen, die viel Nr. 4 Kalium chloratum verbrauchen:
- alle Tätigkeiten des ausscheidenden Stoffwechsels

- alle lymphatischen Vorgänge
- Haare färben bewirkt Mangel
- Alkohol
- Kuhmilch wird häufig nicht vertragen
- elektromagnetische Felder
- Genuss von tierischem Eiweiß

8. Äußere Merkmale und sichtbare Veränderungen bei Mangel an Nr. 4 Kalium chloratum:

- Milien
- Lymphknotenschwellungen
- Couperose
- teigiges Aussehen der Haut

a. Antlitzdiagnostische Zeichen:

milchige Gesichtsfarbe, teils bläulich durchscheinend, wie eine Brille um die Augen und im Nasolabialdreieck

9. Dosierung und besondere Anwendungen:

Akut: Bei entzündlichen Erkrankungen, sobald Absonderungen auftreten, anfangs parallel mit Ferrum phos. alle 5–15 Minuten 2–5 Pastillen Nr. 4 Kalium chlor., bis die Schwellung zurückgeht oder die Absonderungen flüssiger werden.

Dann die Gaben in größeren Zeitabständen geben.

Solange Absonderungen bestehen, mit mindestens 15–20 Pastillen pro Tag weiterdosieren. Veränderungen im Erscheinungsbild der Absonderung erfordern ev. den Einsatz eines zweiten Mittels *(siehe bei Differenzierungen der Absonderungen in Kap. V)*.

Bei allem allgemeinen Störungen des Stoffwechsels, der Lymph- und der Drüsenfunktion, sowie bei Übersäuerung des Gewebes, sollte Kalium chlor. über langen Zeitraum (2–3 Jahre) oder gar dauerhaft angewendet werden.

Nach Operationen zur Ausleitung der Narkotika: 3 Tage lang tgl. 40 Pastillen und danach noch eine Woche lang tgl. 20 Pastillen

Besondere Kombinationen:

- Krampfadern + Nr. 1 + Nr. 8 + Nr. 11
- Hämorrhoiden + Nr. 1 + Nr. 6
- für Säure/Basen-Gleichgewicht + Nr. 8 + Nr. 9
- Blutergüsse + Nr. 10 + Nr. 11
- chronische Entzündungen der Gelenke, rheumatische und arthritische Beschwerden + Nr. 1 + Nr. 8 + Nr. 9 + Nr. 11; je nach Beschwerdebild auch Nr. 3 + 7

10. Vorkommen in Lebensmittel:

Äpfel, Brombeeren, Feigen, Grapefruit und Zitronen, Kokosnuss, Nüsse, Löwenzahn, **Giersch** (Dreiblattgewächse), Pastinaken, Rote Beete, Oliven, Sellerie, Spinat, Tomaten, Sprossenkohl.

11. Symptomatik:

Immunsystem

- Fehlsteuerung des Immunsystem (siehe auch Nr. 2 Calcium phos.)
    - → Immunschwäche + Autoimmunerkrankungen
    - → verursacht durch Probleme mit der Eiweißverarbeitung:
    - ○ alle Allergien auf Nahrungsmittel, Tiere und deren Ausscheidungen
    - ○ Pflanzen und deren Pollen
    - ○ Heuschnupfen
    - ○ Asthma und allergisches Asthma
    - ○ Rheumatischer Formenkreis
    - ○ Myopathien
    - ○ MS, Neuropathien
    - ○ M. Crohn, Colitis ulcerosa
    - ○ Sprue, Zöliakie (Getreideunverträglichkeit)
    - ○ chronisch rezidivierende Erkrankungen
- Bronchitis
- chronische Erkältungskrankheiten mit Anschwellen der Schleimhäute

- fehlende und fehlerhafte Drüsentätigkeit, z. B. bei Fettleibigkeit; Steuerung Säurehaushalt
- Husten, schwer abzuhustender zäher Schleim
- Impfen, vorher und nachher; *siehe auch Kapitel XI*
- Impfschäden, alte; es ist auch nach Jahren noch sinnvoll
- dämpft nach Impfungen Nebenwirkungen; zur Eiweißverarbeitung + Nr. 2
- Infektionen und Infektionskrankheiten
- Lungen-, Rippenfell und Bauchfellentzündungen
- Mittelohrentzündung, Hörprobleme durch Anschwellen der Schleimhäute
- Mykosen nach Antibiotika
- Neben- und Stirnhöhlenkatarrhe (Absonderungen beachten) mit Hörproblemen
- Scharlach, Mumps, Angina, Windpocken, Masern
- Schleimbeutelentzündungen
- Stockschnupfen
- Verletzungen mit Schwellungen
- Zahnfleischentzündungen, -bluten

Drüsen-Lymphsystem
- harmonisiert über Hypophyse und Hypothalamus Hormonsystem, unterstützt darüber den hormonellen Regelkreis
  → mit Nr. 7 Grundmittel der Drüsen- und Hormonfunktion
  → regt das Drüsenepithel zur Sekretion an
  → unterstützt die Funktion von Schilddrüse, Bauchspeicheldrüse, Nebenniere, Eierstöcke und Hoden
- Ausscheidungsprobleme allgemein
- Ausscheidungsstörungen von Nieren, Nierenbecken
- Diabetis
- Entgiftung: Kalium chlor. steuert über Lymphe und Niere die Entsorgung der Gifte, Medikamente, Impfgifte, Schwermetalle (+ Nr. 8 Natrium chlor. oder Nr. 10 Natrium sulf.).
- Kinderwunsch: regelt nach Pille den Zyklus wieder

- Lymphknoten- und Drüsenentzündungen; Schilddrüse, Eierstöcke
- Menstruation mit dickem, klumpigen, ev. schwarzem Blut
- Menstruationsbeschwerden, PMS
- Schilddrüsenstörungen und -knoten, weiche und harte + Nr. 1 Calcium flour.
- Störungen der Schweißdrüsen
- Störungen im Cortison- und Adrenalinhaushalt
- Unterstützend für Säure/Basengleichgewicht
- Wechseljahresbeschwerden
- Wehen vorzeitig
- Zwischenblutungen, Blutgerinnungsstörung, Schleimhautstörung
- Zyklusverschiebungen

Herz-, Kreislaufsystem und Blut

Kalium chloratum ist als Bestandteil des Bindegewebes der Gerinnungsstoff des Blutes. Mangel an Chlorkalium bewirkt, dass zuviel Faserstoff gelöst bleibt. Das Blut verdickt, die Fließfähigkeit ist eingeschränkt, es entstehen:

- Arteriosklerose, Gefäßerkrankungen (Claudikatio)
- Besenreiser
- Blutgerinnungsstörungen
- Couperose
- Durchblutungsstörungen, kalte Hände oder Füße
- Hoher Blutdruck + Nr. 2 Calcium phos. + Nr. 7 Magnesium phos.
- Krampfadern
- Niedriger Blutdruck + Nr. 5 Kalium phos. + Nr. 7 Magnesium phos.
- schlecht heilende Wunden
- Thrombosen
- Ulcus crusis, offene Beine; Ventil für Ausscheidungen, die der Körper auf anderem Weg nicht los wird. Zu hoher Anfall von Gewebetrümmern (siehe äußere Anwendung)

- Venenentzündungen
- Wundrose

Achtung! Bei Macumar-Patienten den Quick-Wert kontrollieren und Blutverdünner entsprechend reduzieren. Chlorkalium verursacht eine Blutverdünnung durch Bindung und Ausscheidung der zu viel vorhanden Faserstoffe (Zellreste); also Beseitigung der Ursachen und keine Symptombekämpfung. Zusätzliche Empfehlung bei Thrombose: $2/3$ Frischkost und 2–3 Monate kein tierisches Eiweiß.

Schwellungen sind Ansammlungen ungebundener Faserstoffe:
- Angina, Schwellungen der Halsdrüsen
- Brustdrüsenschwellung und -entzündung —> auch beim Stillen
- Fettleber
- Fibrome, Bindegewebegeschwulst
- Grützbeutel, Lipome
- Lymphknotenschwellung, -stauungen; unterstützt den Lymphfluss auch nach OP einzelner Lymphknoten
- Myome
- Ödeme
- Polypen
- Sarkoidose, Geschwulst der Unterhautgewebe
- Schilddrüsenvergrößerung, Struma, Knoten
- Schwellungen allgem. plastisch unter der Haut
- Stiche
- Tumore aller Art, unabhängig von schulmedizinischer Klassifizierung
- Überbein (weich), Knöchel (auch Verletzungen), Gelenke
- vergrößerte Mandeln
- weiche Warzen, Stillwarzen, wildes Fleisch
- Zysten in Eierstöcken, Gebärmutter, Brust

Gelenke

Bei Mangel von Kalium chloratum scheiden die Schleimhäute Faserstoff und Schleim aus, sodass als Folge die Gelenkschmiere verdickt und Gelenkentzündungen und Erkrankungen die Folge sind:

- Schleimbeutelentzündung (besonders Knie)
- Sehnenscheidenentzündung
- Schwellungen der Knie
- Rheumatischer Beschwerdekreis
- Gelenkbeschwerden allgemein

Allgemein

- Abmagerung durch fehlenden Bindegewebeaufbau
- Anregung des Milchflusses bei Stillenden + Nr. 8 Natrium chlor.
- Augenkrankheiten wie Regenbogenhautentzündung
- Ausfluss zäh, weiß-grau (Weißfluss)
- Blasenentzündungen
- Durchfälle mit Schleim
- Ekzeme mit weißgrauen Abschuppungen und Belägen
- fibrinöse Verklebungen
- grauer Star
- hartnäckige Zungenbeläge
- Hautleiden mit Bläschenbildung
- Heiserkeit, belegte Stimme
- Insektenstiche; siehe Allergien und Eiweißverarbeitung
- Magenreizung (nach Ärger)
- Säureablagerungen im Bindegewebe
- Soor

NR. 5 KALIUM PHOSPHORICUM
KALIUMHYDROGENPHOSPHAT – PHOSPHORSAURES KALIUM KH₂ PO₄

Prinzip: Antrieb

1. Leitmerkmale zur Erkennung von Defiziten

- II. Stadium bei Fieber, ab 39,5° C; es fallen zu viel abgestorbene Zellen und Abbaugifte an.
- Unruhe, Hinfälligkeit, Mattigkeit
- Betäubung, Schlafsucht
- Herzversagen
- Zell- und Organermüdung
- Antiseptikum
- psychischen Störungen, Ängsten, Depressionen
- Gedächtnisschwäche
- Störungen des Muskelaufbau

2. Wirkungsweise und Haupteinsatzbereiche im Körper

Kalium phosphoricum findet sich in Gehirn, Nerven, Muskelzellen, Blut, Zwischenzellgewebe und wirkt auf die bioelektrischen Funktionen der erregbaren Gewebe wie Nerven und Muskeln.

- Nerven → Antriebsstörungen bzw. Störungen im Ausgleich zwischen Sympathicus (anregend) und Parasympathicus (dämpfend).
  - Reguliert die Erregbarkeit der Nervenzellen, hält Membranpotential aufrecht.
  - In den trophischen Fasern des Sympathikus sorgt Kalium phosphoricum für die Ernährung. Bei Mangel verlangsamt sich diese. Bei Stillstand der Ernährung folgt Zellerweichung und -zerfall.
- Muskel: Anregung, es wirkt auf die Nerven der Gefäßwände und steigert die Muskeltätigkeit.
  - Kalium phos. steuert die Zellneubildung, verhindert Degeneration

- ist wichtigstes Mineral im Inneren der Zelle. Es dient der Energiegewinnung in den Mitochondrien
- fördert die Aufnahme und Abgabe von Stoffen
- hat starken Einfluss auf die Psyche
- hält das basischen Milieu in der Zelle aufrecht
● **Blut und Gehirn:** Mit Nr. 2 Calcium phos. wird durch die Bindung mit Fettsäuren und Eiweiß Lecithin für die Gehirnzellen produziert
  - Ernährung der Hirnzellen. Da sie sich nicht teilen, muss ihre Arbeitsfähigkeit erhalten bleiben.
  - mit Lecithin Bildung roter Blutkörperchen
  - Mit Nr. 8 Natrium chlor. und Wasser schafft es die Grundlage zur Produktion von Gehirnflüssigkeit (Liquor).
  - Blutflüssigkeit und Produktion der Blutkörperchen
● **Antisepticum:** fäulnisverhütend, verhütet Zellverfall, vernichtet Fäulnisgifte nach Zellzerfall
  - Kalium phosphoricum wird gegen eindringende Gifte und Krankheitserreger gebraucht. Daher muss bei jeder Krankheitserscheinung genügend Kalium phosphoricum vorhanden sein, um die Regeneration zu gewährleisten. Ist das nicht der Fall, wird das benötigte Mineral aus den Gewebezellen der Umgebung gelöst. Dadurch zerfallen diese Zellen, und es entstehen Fäulnisgifte. Zum schnelleren Auslösen aus dem Gewebe erhöht der Körper die Temperatur, es folgt Fieber über 39° C.

3. Schmerzempfinden bei Mangel an Nr. 5 Kalium phosphoricum

Besonders bei Beginn der Bewegung, Schwächeschmerz nach Bewegung und Überanstrengung, Kreuzschmerz mit Schwäche.

4. Linderung der Beschwerden können erreicht werden durch:

mäßige Bewegung, Wärme, Ruhe, Essen, Gesellschaft

5. Verschlimmerung und Auslösung der Beschwerden durch:

Anstrengung, zeigt sich meist als Schwäche, Lärm, Einsamkeit

6. Geruch, Farbe, Konsistenz von Ausscheidungen und Veränderungsmerkmalen:

übel riechend, stinkende, jauchige grau-grüne, wirkt wundmachend auf Umgebung, schwärzlich-blutiger Inhalt

schmutzig bräunlicher Zungenbelag mit schlechtem Geschmack, Zungenbelag wie mit Senf bestrichen

Blut ist hellrot, wässrig oder schwarz, gerinnt nicht

7. Tätigkeiten und Situationen, die viel Nr. 5 Kalium phosphoricum verbrauchen:

indirekte Vergiftung: alle Genuss- und Suchtmittel, direkte Vergiftungen durch chemische oder pharmazeutische Produkte

8. Äußere Merkmale und sichtbare Veränderungen bei Mangel an:

a. Antlitzdiagnostische Zeichen:

Graufärbung unterhalb und seitlich der Augen, untere Wangen- und Kinnpartie, eingefallene Schläfen

9. Dosierung und besondere Anwendungen:

Bei direkten Vergiftungen hochdotiert alle 5 Minuten 3–5 Pastillen. Bei Rückgang der Symptome Vergrößerung der Intervalle.

Bei allen körperlichen Symptomen über einen Zeitraum von mindestens 5–6 Monaten nehmen. Grunddosierung von 10 Stück geben. Je mehr Schwäche und Müdigkeit vorhanden, desto höher die Dosierung.

Bei psychischen Beschwerden zu Beginn mit ca. 20–25 pro Tag beginnen. Im Akutfall kann der Patient das bei anfallsartigem Auftreten von Symptomen noch steigern.

Erst nach einer Zeit von drei Monaten und deutlicher Besserung des Stimmungsbildes die Dosierung reduzieren.

Ausschleichen von Antidepressiva und anderen Psychopharmaka kann mit Hilfe der Schüßler-Salze gelingen, unterliegt aber der strikten Kontrolle durch den Therapeuten. Je nach Intensität der Problematik sind andere Therapieformen wie Bachblüten, Homöopathie und Systemisches Arbeiten begleitend erforderlich. Die persönliche Praxis hat gezeigt, dass diese Kombination gut geeignet ist, Patienten wieder auf den Weg zur seelischen Stabilisierung zu bringen.

Besondere Kombinationen:
- mit Nr. 1 Calcium fluor. und Nr. 8 Natrium chlor. zur Steigerung der Hirnleistung
- Kräfteaufbau allgemein + Nr. 8 + Nr. 2 Calcium phos.

10. Vorkommen in Lebensmitteln:
Äpfel, Brombeeren, Feigen, Grapefruit und Zitronen, **Banane und Aprikosen getrocknet**, Kokosnuss, Nüsse, Löwenzahn, Giersch, Pastinaken, Rote Beete, Oliven, Sellerie, Spinat, Tomaten, Kohl, Linsen, **Petersilie**, Kresse, **weiße Bohnen, Sojabohnen**, Pilze, die meisten Getreidearten, Fleisch und Meerestiere, **Bierhefe**

11. Symptomatik:
Nerven:
- Ängstlichkeit, Platzangst
- Antriebsstörungen bzw. Störungen im Ausgleich zwischen Sympathicus (anregend) und Parasympathicus (dämpfend)
- Apathie, Abstumpfung
- Argwohn, Missmut
- chronisches Müdigkeitssyndrom
- Depressionen, seelischer Stress
- Gehirnerschütterung
- Gesichts-, Kopf- und Zahnschmerzen nach seelischer und geistiger Überlastung
- beeinflusst vegetatives und zentrales Nervensystem

- Heimweh
- Hypochondrie
- Körperliche und geistige Vernachlässigung
- Neuralgische Kopfschmerzen
- Reizbarkeit
- Schlaflosigkeit
- schlecht motivierbare Menschen, die ewigen Zweifler
- schnelle Ermüdung, trotz genügend Schlaf tagsüber müde
- Schreckhaftigkeit
- schwache Nerven
- seelische Erschöpfung (kann auch Jodmangel sein, dann Nr. 15 Kalium jodatum)
- Stimmungsschwankung, schnell die Lust verlieren
- Teilnahmslosigkeit
- Wehenschwäche
- Weinerlichkeit, jammert gern

Herz-Kreislauf:
- Angina Pectoris: Differentialdiagnose zu Roemheld-Syndrom prüfen
- Energiemangel, Müdigkeit am Tage
- Erschöpfungszustände; beseitigt Ermüdungsgifte
- Extrasystolen
- Herz- und Pulsschlag, Herzklopfen; siehe Übersäuerung
- Herzrasen
- Herzbeschwerden mit ängstlichen Gefühlen
- Herzrhythmusstörungen, Arrhythmien
- Hoher Blutdruck, mit Nr. 2 + Nr. 5 + Nr. 7 + ev. Nr. 8
- mangelnde Herzleistung; stärkt die Schlagkraft
- Menschen, die Kaffee trinken, dann schlafen gehen
- Herzbeschwerden, nervöse
- niedriger Blutdruck mit Nr. 4 + Nr. 5 + Nr. 7
- Puls klein und frequent, später langsam
- reguliert Blutdruck; treibt ihn nicht höher, ist ausgleichend

- Tachykardie
- Grundlage vieler organisch nicht bestimmbarer Herzprobleme und Pulssteigerungen ist die Übersäuerung der Herzmuskulatur, sie verbraucht viel Kalium phosphoricum und Calcium phosphoricum. Diese immer bei unspezifischen Beschwerden einsetzen. Parallel dazu und auch vorbeugend kann Strophaktiv genommen werden. Es entsäuert den Muskel und stärkt die Herzkraft.

Muskel:
Für die Muskelkraft und zur Kontraktion sind Glykogen und ATP (Adenotriphosphat) erforderlich. Damit Glykogen im Muskel gespeichert und die Energie freigesetzt werden kann, wird Kalium phosphoricum benötigt.
- Muskelschmerz, steigert Muskeltätigkeit
- Bei hohem Fieber (ca. 39° C) zerfällt Gewebe; für Gewebeaufbau + Nr. 8
- Muskelschwund, -lähmungen, -zerfall, -schwäche
- Unruhe und Zuckungen der Muskulatur
- verhindert Atrophie
- krampfartige Muskelerscheinungen nach Anstrengungen: Schreibkrampf
- Schließmuskelschwächen

Gehirn:
- Folgen von Schlaganfall
- Gedächtnisschwäche
- Konzentrationsstörungen
- Nachwirkungen von Operationen

Allgemein:
- Abszess mit stinkenden, schmierig-blutigen Sekreten
- Absonderungen, stinkend bei Hautleiden, Furunkel
- Alkoholmissbrauch

- Apathie und Teilnahmslosigkeit bei kranken Personen
- atophische und nekrotische Prozesse
- Blutungen, septische
- Deliriumszustände
- Durchfall durch seelische Aufregung
- Durchfälle, ruhrartige, stinkende, bei Kindern
- Eitervergiftung
- Haarausfall, kreisrunder
- Heißhunger kurz nach dem Essen
- Infektionskrankheiten, Diphtherie, Scharlach u.a.
- Magen- und Zwölffingerdarmgeschwüre
- Mund- und Zahnfäule
- Mundgeruch
- Nasenbluten
- Schlummersucht
- Schwäche nach Schmerzen
- Schweiß, stinkend
- Soffwechselorgane —> stärkt die Organkraft
- stark stinkende Stühle und Blähungen
- tophisches (nervöses) Magengeschwür
- verbessert die Aufnahmefähigkeit anderer Stoffe
- Vergiftungen verursacht durch Pflanzen und Tiere oder chemische Gifte
- nicht heilende Wunden wie Ulcus crusis
- Zähneknirschen und -zusammenbeißen nachts
- Zellzerfall bei degenerativen Leiden
- Zellzerfall, verhindert Infekte

NR. 6 KALIUM SULFURICUM D6, SCHWEFELSAURES KALI

Prinzip: Verarbeitung

1. Leitmerkmale zur Erkennung von Defiziten
- **Sauerstoffübertragung** in das Zellinnere (innere Atmung)
- Entgiftung der Leber
- **Drittes Entzündungsstadium;** Wiederherstellung: Großreinemachen, Ausscheidung nach akuten oder chronischen Erkrankungen
- **Bluterhalt** durch Aufbau der Zellmembran

2. Wirkungsweise und Haupteinsatzbereiche im Körper
Kalium sulfuricum ist vorhanden im venösem Blutkreislauf, Herz, Leber, der Milz, Dünn- und Dickdarm.
- Besserung und Steigerung von oxidativen Vorgängen
- bildet die Oberhaut, auch die innerer Organe (Schutzorgane, Bindegewebeschicht um die Organe), Auskleidung der inneren Hohlräume und Hohlorgane (Blase, Gebärmutter, Brusthöhle, Nebenhöhlen u.a.)
- unterstützt die Neubildung von Epidermis- und Epithelzellen
- **Giftstoffe werden über die Haut und Schleimhäute ausgeschieden.** Es kommt zu Veränderungen der Hautzellen; Epidermis und Epithelzellen lösen sich wegen Sauerstoffmangel aus dem Verbund und sterben ab.
- Regeneration nach Krankheiten; Aufräumdienst

3. Schmerzempfinden bei Mangel an Nr. 6 Kalium sulfuricum
Wandernde und einseitige Schmerzen, Druckschmerz von innen, Schmerzen über und in den Augen, Druckschmerz im Oberbauch, schmerzhaftes Völlegefühl

4. Linderung der Beschwerden können erreicht werden durch:
Besserung in frischer Luft, Verlangen nach Bitterem, auf dem Oberbauch feucht-warme Packungen

5. Verschlimmerung und Auslösung der Beschwerden durch:
enge, geschlossene Räume, bei großer Wärme und gegen Abend,
enge Kleidung, Druckgefühl im Oberbauch vor allem gegen das Herz

**6. Geruch, Farbe, Konsistenz von Ausscheidungen und
Veränderungsmerkmalen:**
gelb, braun, eitrig, schleimig, klebrig, gelbschuppig
Zunge: gelb bis gelbbraun, braune Ränder im mittleren Bereich
und vor der Zungenwurzel, schleimig

**7. Tätigkeiten und Situationen, die viel Nr. 6 Kalium sulfuricum
verbrauchen:**
ungesundes Essen und Trinken, Alkohol, Süßigkeiten, Ärger, Ver-
druss, Gram
Röststoffe wie Gebratenes oder Geröstetes, z. B. Kaffee, auch Ge-
treidekaffee sollte gemieden werden.
Zuviel Karottensaft, Kaffee und Sonnenbank kann Mangel von
Nr. 6 Kalium sulf. auslösen.

**8. Äußere Merkmale und sichtbare Veränderungen bei Mangel
an Nr. 6 Kalium sulfuricum:**
Es gibt keine Altersflecken – das sind Leberflecke! Daher zeigen alle
braun-gelben Verfärbungen am Körper Mangel an Nr. 6 Kalium
sulf., wenn sie verdicken und schwarz werden, einen zusätzlichen
Mangel an Calcium fluoratum an.
Nägel mit Längsrillen, verdickte und braune Nägel
weiße Flecken in der Haut, fehlende Pigmentierung

a. Antlitzdiagnostische Zeichen:
gelb-braune Flecken rund um die Augen, Nasolabialdreieck, es
kann auch das ganze Gesicht fleckig sein

9. Dosierung und besondere Anwendungen:
Bei allen Stoffwechselproblematiken muss das Kalium sulf. sehr

lange genommen werden. Bei Neigung zu Störungen im Leber-Galle-Haushalt wird es am Besten ständig zu sich genommen. Bei Hautflecken ist der Fortgang gut zu beobachten, sobald sich diese normalisiert haben, kann man auf Erhaltungsdosis wechseln.

Anfangs zur Reinigung in Dosierung von 20–25 pro Tag, kombiniert mit den Nr. 9 und 10. Empfehlenswert ist dazwischen im Abstand von 6–8 Wochen die Leber-Reinigung nach Hulda Clark. Dann über langen Zeitraum 15 Stück täglich (meist 2–3 Jahre). Als Erhaltungsdosis 6–8 Pastillen.

10. Vorkommen in Lebensmittel:

Äpfel, Brombeeren, Feigen, am Baum gereifte Orangen, Grapefruit und Zitronen, Nüsse, **Löwenzahn, Giersch**, Blumenkohl, Pastinaken, Rote Beete, Oliven, Sellerie, Spinat, Tomaten, Meerrettich, **Rettich**, Spargel, Tomaten, Zwiebel, Linsen, Kresse, Geflügel und Seefisch, Schalentiere, Sahne, Kuhmilch, Eidotter, Ziegenmilch

11. Symptomatik:

Haut:

- Abschuppungen von Epidermis- und Epithelzellen (Schleimhaut). Der Zerfall der Epithelzellen hat Katarrhe mit gelbschleimiges Sekret zur Folge.
- Allergische Reaktionen mit Hauterscheinungen, juckende Ekzeme. Austretende Giftstoffe verursachen den Juckreiz.
- Hautauflagerungen mit braun-gelber Färbung *(siehe auch Nr. 1 und Kap. VII)*
- wanderndes, allgemeines Hautjucken an verschiedenen Stellen
- Infektionskrankheiten mit Hautbeteiligung wie Masern, Scharlach, Herpes Zoster
- Katarrhe der Verdauungsorgane und Blase mit gelbschleimigem Sekret
- Leberflecke: Altersflecken sind auch Leberflecke, sie entstehen im Alter nur deshalb mehr, weil die Leber stärker belastet ist.
- Neurodermitis

- Schuppenflechte
- Störungen der Schleimhäute führt zu Katarrhen in Nebenhöhlen, Mittelohr, den Atemwegen, in Kehlkopf, Ohren und Augen

Leber-/Gallehaushalt:

- Alpträume nach schwerem Essen oder Alkohol
- Angina pectoris, Notfallbehandlung: Sofort Tuch mit kaltem Wasser und Essig getränkt auf die Brust legen, das löst die Verkrampfung und verdünnt das Blut. Heiße Nr. 2 + Nr. 6 + Nr. 7 je 10 Stück trinken, dazu ein Strophantinpräparat (unterstützende Behandlung auch in schweren Fällen, bis der Arzt eintrifft).
- Ängste
- Angstzustände in engen Räumen
- Bauchspeicheldrüse, Beschwerden
- Beklemmungsgefühle, Kleidungsstücke engen ein
- Beschwerden nach Fettem und Süßem, Kaffee, Alkohol, Fleisch
- Blähungen, vor allem kurz nach dem Essen
- Cholesterinhaushalt und Fettsäuren gestört
- Depressionen mit Panik und Angst
- Diabetes und andere Störungen der Bauchspeicheldrüse
- Druck unterm rechten Rippenbogen
- Druckschmerz im Bauch
- Durchfall direkt nach dem Essen
- Fettleber
- Hepatitis
- Gallensteine, andere Steinleiden
- grauer Star
- grüner Star
- Herzrasen, allgemein
- Herzrasen nach reichlichem Essen
- Kältegefühl im Rücken und in den Muskeln
- Konzentrationsstörungen
- Kopfschmerz, meist einseitig (Gallenmeridian)
- Leber- und Gallestörungen

- Lufthunger und immer offenes Fenster
- Migräne
- Katergefühl morgens ohne Alkohol
- Müdigkeit, chronische
- Müdigkeit direkt nach dem Essen
- Nahrungsmittelunverträglichkeiten
- Panikattacken
- Raucher, Sauerstoffnot im Gewebe
- Roemheld-Syndrom (ähnliche Beschwerden wie Angina Pectoris ca. 2–3 Stunden nach dem Essen, meist nach üppigem Essen oder reichlichem Genuss von tierischen Eiweiß)
- Schlafstörungen mit Aufwachen zwischen 24 und 3 Uhr
- Schlafstörungen mit innerer Unruhe
- Schlafstörungen mit Schweißausbrüchen
- Schlafstörungen mit innerer Vibration
- Schmerz neben/unter rechtem Schulterblatt
- Schmerz hinterm und über Auge, meist einseitig
- Schwere in Kopf und Gliedern, vor allem Morgens
- Schwitzen, vor allem nachts zwischen 24 und 3 Uhr
- Sehstörungen, Verschlechterung der Augen
- Traurigkeit, Wut, Ärger, Galle läuft über
- Unruhegefühl, nächtliches
- Völlegefühl

Muskeln
Muskelkater ist Sauerstoffmangel in den Muskelzellen.
- Anlaufschwierigkeiten der Extremitäten morgens
- Gliederschmerzen bei Infekten
- lahmes Gefühl in den Gliedern
- Muskelkater nach Anstrengungen; Neubildung und Ausbesserung von Muskelschäden
- Muskelschmerzen und Muskelschwäche
- Muskelverletzungen
- wandernde Muskel- und Gelenkbeschwerden

- Rheumatischer Formenkreis
- Sehnenverletzungen und Bewegungsstörungen der Sehnen + Nr. 1

Allgemein
- Rekonvaleszenz nach schweren Erkrankungen, Ausscheidung von Giftstoffen
- Infektionskrankheiten wie Scharlach, Masern, Gesichtsrose
- Magenkatarrhe

NR. 7 MAGNESIUM PHOSPHORICUM D6
→ ZWEIBASISCHES MAGNESIUMPHOSPHAT, MAGNESIUMHYDROGENPHOSPHAT (MGHPO$_4$ • 3H$_2$O)

Prinzip: Entspannung

1. Leitmerkmale zur Erkennung von Defiziten
- **Einfluss auf automatische, vegetativ gesteuerte Tätigkeiten. Fördert die selbsttätige Bewegung der Zellen (Schüßler)**
- Harmonie der Organfunktion
- Hormonhaushalt und Drüsen
- Nerven

2. Wirkungsweise und Haupteinsatzbereiche im Körper
Magnesium phosphoricum ist als höchster Anteil von Mineralien in allen Zellen enthalten, besonders in Blutkörperchen, Muskeln, Gehirn, Rückenmark, Nerven, Knochen und Zähnen.
- findet sich im Körper in Funktions-Verbindung mit Calcium – daher sind Nr. 2 und Nr. 7 oft zusammen angezeigt
- Aktivierung über Nervenimpuls, die Nerven enthalten als Magnesium nur das phosphorsaure Magnesium (Schüßler)
  Magnesium phos. bildet mit Silicea die Neurotransmitter (Übertragungsstoffe), die an den Nervenzellen die Erregungsübertra-

gung mit auslösen, z. B. bei der Adrenalinausschüttung (deshalb gehen Menschen mit Magnesium-Mangel so gern und schnell »an die Decke«)

- Magnesium phos. beruhigt alle automatischen Tätigkeiten wie Herz, Kreislauf, Atmung, Drüsen, Muskulatur, Stoffwechsel, Darmbewegung, Hohlorgane und Blutgefäße
- reguliert die Erregbarkeit und Impulsübertragung von Nerven und Muskeln, fördert und entkrampft die unwillkürlichen Abläufe im Körper
- reguliert den Muskeltonus (die Kontraktionsfähigkeit wird von ZNS über die vom Gehirn ausgehenden Nervenimpulse gesteuert)
- wirkt auf Immunsystem
- stärkt die Zellfunktion
- wirkt katalytisch auf andere Körpervorgänge, fördert und reguliert enzymatische Vorgänge, z. B. beim Abbau der Kohlehydrate zur Energiegewinnung
- reguliert den Säure-Basenhaushalt
- reguliert die Cholesterinproduktion
- fördert den Einbau von Calcium in die Knochen
- wirkt im Energiekreislauf der Mitochondrien als Coenzym, hat dadurch Einfluss auf den gesamten auf- und abbauenden Stoffwechsel
- Funktionsmittel für Drüsen- und Hormonhaushalt
  - → Steuerung des vegetativen Nervensystems über den Hypothalamus
  - → Hyphophyse, Schilddrüse, Eierstöcke, Hoden, Milz, Leber, Speichel-, Lymphdrüsen
  - → Nebenniere; Produktion der Kortikoide (Schmerzsteuerung), u.a.
  - → Steuerung des Magnesium-Spiegels erfolgt wie beim Calcium durch das Parathormon der Nebenschilddrüse

3. Schmerzempfinden bei Mangel an Nr. 7 Magnesium phosphoricum

krampfartig, ziehend, schießend, stechend, bohrend, beißend, auf- und abschwankende Intensität, oft mit Gefühl des Zusammenschnürens, wechselt die Stelle und pausiert, Koliken

Dosierung: akut als sog. »Heiße 7«, also 10 Pastillen in heißem Wasser

4. Linderung der Beschwerden können erreicht werden durch:

Druck und Wärme (Wärmflasche), gekrümmte Haltung, heiße Getränke

5. Verschlimmerung und Auslösung der Beschwerden durch:

leise Berührung, Kälte

6. Geruch, Farbe, Konsistenz von Ausscheidungen und Veränderungsmerkmalen:

keine

7. Tätigkeiten und Situationen, die viel Nr. 7 Magnesium phos. verbrauchen:

Mängel entstehen durch Erbrechen, Durchfälle, Suchtmittel, Kaffee, Schokolade, Süßigkeiten, Alkohol, elektromagnetische Belastung und Alkoholismus, Stress, säurelastige Ernährung

8. Äußere Merkmale und sichtbare Veränderungen bei Mangel an:

Hals, Dekolletee und andere Körperteile können die klassischen Rötungen aufweisen

a. Antlitzdiagnostische Zeichen:

kühle Röte im Gesicht, oft in Schmetterlingsform auf den Wangen, ebenso auf Stirn und Kinn sichtbar; Rötungen, die bei Anstrengung, Freude, Anspannung, Genuss von Alkohol oder als Scham-

röte auftreten, sind Akutzeichen und können dann stärker hervor-
treten als die »Dauerröte« des Magnesiamangel.

9. Dosierung und besondere Anwendungen:

Heiße Sieben: 10 Pastillen Nr. 7 werden in heißem Wasser gelöst
und schluckweise gekaut und getrunken —> Mundschleimhaut
nimmt die Mineralien sofort auf und die Wärme beschleunigt
beim Magnesium die Aufnahme.

Akut und vor allem im Notfall die »heiße 7«

—> Angina pectoris, Verdacht auf Infarkt, Herz- und Kreislaufver-
sagen

—> bei Ohnmachten Cremes verwenden oder die Pastillen zerbeißen und den Brei in den Gaumen schmieren. Zusätzlich die
kleinen Finger in Höhe des Nagels mit leichtem Druck reiben
(Herzmeridian kann absolut lebensrettend sein).

—> Neuralgien und Koliken

Bei allen hormonellen Erkrankungen muss Magnesium über einen
langen Zeitraum gegeben werden. Nach Operationen der Schilddrüse als Dauermedikation sinnvoll mit Nr. 4 Kalium chloratum.
Bei gleichzeitiger Entfernung der Nebenschilddrüse zusätzlich dauerhaft die Nr. 2 Calcium phosphoricum anwenden.

Anstatt und zum Ausschleichen von Hormonbehandlungen:
siehe besondere Behandlungen, Kap. IX

Dosierung der Startbehandlung bei hormonellen und nervalen Störungen mindesten 30 Pastillen pro Tag für ca. 3–6 Monate.

Besondere Kombinationen: Hyperaktivität ADS und ADHS Nr. 2
+ Nr. 7 + Nr. 11

10. Vorkommen in Lebensmittel:

Äpfel, Brombeeren, Datteln, Feigen, am Baum gereifte Orangen,
Grapefruit und Zitronen, Pflaumen, Kastanien, Kokosnuss, Rosi-
nen, Pistazien, Trauben, Melonen, Mandeln, Sonnenblumenkerne,
Schnittlauch, **Ingwer**, Nüsse, Weizenkleie, Gerste, Naturreis, Rog-

gen, Weizenkeime, **Spinat, Portulak, Soja- und Limabohne**, Linsen, Huhn, Pute, Lachs, Thun, Sahne, Kuhmilch, Eidotter

11. Symptomatik:

Allgemeines:
- Allgemeines Suchtverhalten
- Asthma, Krampf der Bronchien oder Lungenbläschen
- vom Nabel ausgehende Bauchschmerzen
- Blähungen, trotz Winde keine Besserung, Blähungskoliken. Bei Blähungen generell heiß nehmen, Magnesium nimmt Stickstoff auf, $^1/_4$ Std. vor dem Essen (Stickstoff und Ammoniak sind Endprodukte der Eiweißverarbeitung).
  $\longrightarrow$ Roemheld-Syndrom
- Darmträgheit, erlahmende Peristaltik
- Ekzem mit Rötungen
- Geschwulstkrankheiten
- Gewichtsprobleme sowohl Abmagerung wie Fettleibigkeit
- Globusgefühl im Hals (ev. Schilddrüse, siehe Kap. IX)
- Hartleibigkeit, Blähbauch nach dem Essen
- Heißhunger
- Juckreiz der Haut
- Katergefühl nach Alkohol
- Krampfhusten
- Lymphschwäche
- Magenkrämpfe, auch von Durchfall begleitet
- Schluckauf Nr. 2 + Nr. 7
- Schmerzen, Schmerzempfindlichkeit
- Schwäche der Zellen
- Stoffwechselschwäche, Störungen der Stoffaufnahme, -verarbeitung und -abgabe, Diabetes
- verhindert und beseitigt Fäulnisbildung
- Verlangen nach Kaffee, Tabak, Kakao, Süßigkeiten, Schokolade, Alkohol
- Verlegenheit, feuchte Hände

Herz, Kreislauf, Gefäße

- Angina Pectoris
- Arteriosklerose und Thrombosen
- Blutdruckschwankungen
- Extrasystolen
- Herzbeschwerden in Begleitung von Ängsten, Hysterie
- Herzrasen
- Herzrhythmusstörungen
  - hoher Blutdruck 2 + 4 + 7
  - niedriger 4 + 5 + 7
- schlechte Durchblutung der Haargefäße, Kältegefühl, Schwindel, Blässe
- Tachykardie
- Venöse und arterielle Probleme —> reguliert Gefäßfunktion und Gefäßtonus

Hormonhaushalt, Menstruation

- Bei Diabetes wichtigstes Mittel mit Nr. 10 Natrium sulfuricum!
- Drüsentätigkeit
- Geburt: fördert die Wehen (substanzielles Magnesium hemmt die Wehen!)
- Kinderlosigkeit
- Menstruation und deren Ausbleiben
- Menstruationsbeschwerden
- Menstruationsstörungen
- Morbus Hashimoto
- PMS, krampfartig
- Schilddrüsenfehlfunktionen, Knoten, Kropf, *siehe Kap. IX*
- Sexuelles Verlangen fehlt, Störungen der Libido
- Störungen der Nebennieren
- Störungen im gesamten Hormonhaushalt des Körpers
- Wechseljahre
- Zeugungsunfähigkeit

Nerven, Muskeln, Knochen

- o **Fehlt Magnesium, entsteht übermäßige Erregbarkeit der Nerven**
- o unterstützt den Einbau von Calcium in die Knochen; deshalb bei schweren Störungen des Knochensystems immer gleichzeitig geben
- Ängste, Examens-, Reiseängste
- Ausgleich des Tag- und Nachtrhythmus
- Gallen- und Nierenkoliken, hier auch äußere Anwendung, kombiniert mit feuchter Wärme
- Gehirnerschütterung
- Gesichts-, Zahn-, Gliederschmerzen
- Hyperaktivität
- innere Unruhe, Nervosität, innere Spannungszustände
- Ischias, Rückenschmerzen, Ischialgie
- Knochenbeschwerden, die von mangelndem Knochenaufbau ausgelöst werden: Magnesium phos. ist Bestandteil der festen Knochenhüllen.
- Knochenhautstörungen und Schmerzen
- Kopfschmerz
- Krämpfe der glatten Muskulatur in den Hohlorganen wie Galle, Darm, Magen und Blase
- Lampenfieber
- Migräne
- Morbus Crohn, Colitis ulcerosa
- Muskellähmungen,
- Muskelschmerzen
- Muskelverspannungen
- Muskelverkrampfungen, Wadenkrampf
- Muskelzittern, M. Parkinson
- Neuralgien, Zuckungen, Ticks
- Schmerzen, neuralgische; Herpes Zoster,
- den Nerv entlanglaufende Schmerzen
- Schmerzen, schießende

- periodische Schmerzen oft nachts
- Rheumatischer Formenkreis, Übersäuerung
- Rückenmarks-Erkrankungen
- Schlafstörungen
- Schwindel
- Sehstörungen
- Spannungsbedingte Beschwerden der Nackenmuskulatur
- spastische Lähmungen
- steifer Hals
- Trigeminusneuralgie
- vegetative Dystonie
- nervös bedingte Fehlfunktionen der Verdauungsorgane
- Zahn-Kopf-Schmerz
- Zahnschmelz, Störungen des Aufbaus

NR. 8 NATRIUM CHLORATUM D6 $\longrightarrow$ NACL

Prinzip: Austausch

1. Leitmerkmale zur Erkennung von Defiziten

Natrium chloratum reguliert den Wasserhaushalt.

2. Wirkungsweise und Haupteinsatzbereiche im Körper

Natrium chloratum ist vorhanden in der extrazellulären Flüssigkeit, in Knochen, Knorpel, Magen, Nieren und reguliert, was zu feucht und was zu trocken ist, also den Wasserhaushalt; es hat die Eigenschaft, Wasser anzuziehen.

Natrium chloratum zieht Wasser aus den Flüssigkeiten der Gewebe und des Blutes in die Zellen hinein.

Vom Chlornatrium des Zwischenzellraumes spaltet sich Chlor ab, diffundiert durch die Zellmembran und verbindet sich mit dem Natrium innerhalb der Zelle wieder zu Chlornatrium. Dieses ist in der Lage, Wasser anzuziehen und die Zellteilung durch Aufquellung derselben zu induzieren.

→ Natrium chlor. sorgt für die Durchfeuchtung aller Gewebe,

→ sorgt daher für den Austausch zwischen Zellen und Bindegewebe,

→ schleust die notwendigen Nährstoffe vom Darm ins Blut.

→ Zellneubildung: Durch das in die Zelle gezogene Wasser vergrößert sich die Zelle und kann sich teilen.

→ Binden Zellen kein Natrium chlor., bleibt Wasser im Zell-
Zwischenraum: Wasseransammlungen, Schwellungen, Ödeme
bei Mangel an Nr. 8 und Nr. 9 entsteht beim Eindrücken der
Ödeme keine Druckstelle, das Gewebe geht sofort wieder zurück. Druckstelle bleibt bei Mangel an Nr. 10.

→ Bildet und bindet Schleimstoffe = Muzin. Muzin ist in Speichel, Gelenkflüssigkeit und Verdauungssäfte enthalten und
schützt die Schleimhäute.

- Nr. 8 Mangel:
  ○ Muzin tritt als glasiger, durchsichtiger Film an die Ober-
  fläche, die natürliche Schleimabsonderung ist reduziert.
  ○ Bildung von Magensäure ist gestört.
- **Knorpelgewebe-Aufbau, Gelenkschmiere und Bandscheiben**
- Blutbildung: **regt die Blutkörperchenbildung an**
- **Wasserhaushalt der Drüsen, Speichel-, Tränenfluss**
- unterstützt Ausscheidung metallischer Gifte: Arsen, Blei, Cad-
mium, Amalgam, Nikotinabbau

3. Schmerzempfinden bei Mangel an Nr. 8 Natrium chloratum.

Brennend: Durch Feuer löscht man mit Feuer – Linderung der Beschwerden kann erreicht werden mit Nr. 3 Ferrum phos. oder mit
Wasser und Nr. 8

dumpf, schneidend, ausstrahlend, Trockenheitsgefühl in den Augen

4. Linderung der Beschwerden können erreicht werden durch:

trockene Wärme, bei Verbrennungen lauwarmes Wasser.

5. Verschlimmerung und Auslösung der Beschwerden durch:
Nässe, feuchte Umgebung, Kälte. Bei Mangel wird feuchtes Wetter als besonders unangenehm empfunden.

6. Geruch, Farbe, Konsistenz von Ausscheidungen und Veränderungsmerkmalen:
wässrig, durchsichtig, fließend wie Wasser
schaumig, glasig, wie gekochte Stärke, brennend
Blut = wässrig-hellrot
weiße Abschuppungen Haut, Kopfhaut
Zunge dick-schleimig belegt

7. Tätigkeiten und Situationen, die viel Nr.8 Natrium chloratum. verbrauchen:
Gifte, Schwermetalle, Konservierungsstoffe, Geschmacksverstär-ker, salziges Essen, viel industrielles Kochsalz. Wer zum Salzstreuer greift, ohne das Essen zu probieren.

8. Äußere Merkmale und sichtbare Veränderungen bei Mangel an Nr. 8 Natrium chloratum:
alle Zustände, die zu feucht oder zu trocken sind: Augen, Haut.

a. Antlitzdiagnostische Zeichen:
Gelatine-Glanz auf den Oberlidern und im gesamten Augenbe-reich. Der Glanz kann abgewischt werden, kommt jedoch inner-halb von 15 Minuten wieder.
gedunsene Poren im Bereich Wangen, Kinn, Stirn .

9. Dosierung und besondere Anwendungen:
- Bei allen stark wässrigen Ausscheidungen alle 5–10 Minuten 1–2 Pastillen
- Erkrankungen, die mit hohem Zellverbrauch einhergehen, mit mindestens 25 pro Tag

Besondere Kombinationen:

- Grundkombination bei allen Störungen der Muskel- und Gelenkfunktion: Nr. 1 + Nr. 2 + Nr. 7 + Nr. 8 + Nr. 11
- gegen *Falten*, mit Nr. 1 Calcium fluor. + Nr. 11 Silicea, aufgrund der Flüssigkeit im Gewebe
- für *Säure/Basen*-Gleichgewicht + Nr. 4 Kalium chlor. + Nr. 9 Natrium phos.

10. Vorkommen in Lebensmitteln:

Erdbeeren, Feigen, Kokosnuss, Nüsse, Linsen, Spinat, Sellerie, Kohl, Möhren, Kopfsalat, Hafer.

Normales, industriell gereinigtes Kochsalz ist ungeeignet als Lieferant von Natrium chloratum. Die veränderte Molekularstruktur wird vom Körper nur schlecht verarbeitet. Dadurch entsteht eine Verschiebung in der Zellverfügbarkeit, der Körper signalisiert Salzhunger. Siehe auch Kapitel X. Ernährung.

Eine gute Aufnahme bieten naturreine Meersalze, Kristallsalz oder reines Solesalz aus Bioladen oder Reformhaus. Sie werden nach der Umstellung feststellen, dass der Salzverbrauch nachlässt und auch das Essen besser schmeckt.

Generell vermeiden sollten Sie Salz mit Zusatz von Jod und Fluor. Dies stellt eine Form der Zwangsmedikation dar und kann eventuell vorhandene Störungen im Stoffwechselhaushalt der Drüsen verstärken.

Erkrankungen der Drüsen- und Hormonsysteme haben seit der Verwendung von jodiertem Speisesalz erheblich zugenommen. Deshalb bei Fertiggerichten auf die Deklaration achten und nur Packungen *ohne* Jodsalz kaufen.

11. Symptomatik:

Muskel/Gelenke/Nerven:

Beschwerden sind Anzeichen mangelnder Durchfeuchtung der Gewebe und Störungen des Muzin-Haushaltes mit Erhalt- und Aufbaustörung der Knorpel.

- Arthrose, Arthritis (Gelenke richtigstellen)
- Bandscheibenschäden (Wasserverlust)
- Beinödeme
- Gedächtnisschwäche; Produktion Liquor (Nr. 11 + Nr. 5 + Nr. 8)
- Gelenk- und Gewebeschwellungen
- Gelenkschwäche
- Ischialgie
- Kältegefühl im Rücken
- Kälte der Extremitäten
- Karpaltunnelsyndrom
- knackende Gelenke
- Knie- und Hüftgelenkbeschwerden, Knorpelstörungen und Abrieb; *Regulation der Statik mit der Methode Dorn wichtig*
- Knorpelschäden, Meniskus
- Kopfschmerzen, dumpf
- Muskelsteifigkeit, Neigung zu Muskelverletzungen zusammen mit Nr. 1
- Muskelzuckungen, nachts + Nr. 11
- Aufbau und Erhalt der Nervenzellen – auch im Gehirn
- Neuralgien, allgemein
- Rückenschmerzen
- Schmerzen der Gelenke
- Schulterschmerzen und Beweglichkeitsstörungen (auch Nr. 1 + Nr. 2)
- Sehnen- und Sehnenscheidenentzündung
- Sehnenschäden und Neigung zur Verletzung
- Trigeminusneuralgie
- Wirbelsäulenerkrankungen und -deformationen

Ausscheidung metallischer Gifte: Arsen, Blei, Cadmium, Amalgam. Nikotinabbau

Haut:
- Austrocknung ist ein bei älteren Menschen besonders häufiger Mangel
- Bläschen mit flüssigem, klarem Inhalt, Urticaria. Fehlt den Zellen unter der Epidermis Natrium chloratum, können sie das Wasser nicht aufnehmen, die Haut wölbt sich, und es entstehen wassergefüllt Pusteln.
- Bläschenbildung mit klarem flüssigem Inhalt
- Haarausfall
- Handschweiß
- Hautrisse – Afterfissuren
- Herpes labialis
- Herpes Zoster (Gürtelrose)
- Hitzschlag
- Infektionskrankheiten mit wässrigen Hautausschlägen, z. B. Windpocken
- Kopfschuppen
- Sonnenbrand
- Trockene Haut mit Faltenbildung wie bei schrumpelnden Obst
- Trockene, aufgesprungene Lippen
- Verbrennungen + Nr. 3; siehe Kap VII
- Hautabschuppungen, weiße
- Wunde, ätzende Stellen
- Zungenbläschen

Flüssigkeitshaushalt
- Allergien mit Nr. 2 + Nr. 4
  - Hauterscheinungen mit wässrigen Bläschen
  - weißen Abschuppungen
  - Schleimhautschwellungen (siehe unter Nr. 2)
  - Heuschnupfen mit viel wässrigem Sekret
  - Augenjucken und -brennen
- Augen, trockene bzw. tränende
- Augenschmerzen, Tränenfluss, Rötung der Bindehaut

- Blutarmut, zu wenig Wasser im Blut bei Anämie, Herz-, und Niereninsuffizienz, Hungerzustände
- Blutdockdruck durch zu wenig oder zuviel Flüssigkeit im Blutkreislauf
- Blutungen, wässerige
- Drüsensekretion, Produktion und Fließfähigkeit der Sekrete
- Durchfall, wässriger, schleimiger
- Durstgefühl, ständiges
- Ergüsse in seröse Häute, Bauchwasser
- Fließschnupfen und Stockschnupfen
- Gallenleiden; Produktion Gallensaft
- Gehirnsäfte (Liquor)
- Gesicht morgens aufgedunsen
- Grüner Star, Störung des Kammerwassers
- Hände und Füße anschwellend durch zu viel Wasser im Bindegewebe, zu wenig in der Zelle
- Hitzwallungen, Nachtschweiß
- Husten mit viel glasigem Auswurf
- Infektionskrankheiten mit wässrigen Ausscheidungen
- Ischialgie
- Kältegefühl an Händen und Füßen, zu viel Wasser im Blut, Hydrämie
- Kochsalz-Hunger oder Salzgeschmack im Mund: Die Zellen können Kochsalz nicht aufnehmen.
- Krampfadern, Varizen
- Lymphstauungen
- Magen-, Zwölffingerdarm- und Darmgeschwüre
- Menstruation unregelmäßig
- Menstruationsblutung reichlich oder sehr wenig
- Menstruationsblutung wässrig
- Menstruationsschmerzen bevor Blutung einsetzt
- zu wenig oder zu viel Milchfluss beim Stillen
- Mund morgens trockener
- Nieren-, Blasenstörungen

- reguliert die Salzsäurebildung im Magen (Sodbrennen)
- Rekonvaleszenzzeiten
- Rheuma
- Säure-Basen-Haushalt: Steuerung ist bei Krankheiten meist gestört.
- Schuppen
- Schwitzen, starke oder keine Schweißbildung
- Sodbrennen
- Speichelfluss, gesteigert oder fehlend
- Speichelfluss bei zahnenden Kindern
- trockener Hals bei viel Reden
- trockener Husten
- Unterlidödeme
- Verstopfung durch mangelnde Schleimproduktion im Dickdarm
- Wirbelsäulenbeschwerden
- Zahnschmerz mit Speichelfluss
- Zahnempfindlichkeit bei kalt und heiß
- Zahnempfindlichkeit nach Zahnbehandlungen
- Zellneubildungsstörungen

Allgemein
- Blasenkatarrh
- Gedächtnisschwäche
- Geruchs- und Geschmacksverlust durch Schleimhautschädigung
- Geschmacksveränderung durch zuviel Kochsalzverwendung
- Herzschmerzen
- Herzrhythmusstörungen
- Katarrhe der Nasen- und Luftröhrenschleimhaut
- Konjunktivitis
- Kopfschmerz mit Schleim- und wässrigem Erbrechen
- Kopfschmerz nach geistiger Anstrengung
- matt und schläfrig
- Pulsanstieg
- Schleimhautentzündungen

- Sonnenstich
- Weinerlichkeit
- Zungenränder mit kleinblasigem Schleim bedeckt

NR. 9 NATRIUM PHOSPHORICUM D6, NATRIUMMONOHYDROGENPHOSPHAT

Prinzip: Wandlungsfähigkeit

1. Leitmerkmale zur Erkennung von Defiziten

- alkalisches Salz, das Endprodukte des Stoffwechsels bindet und in Lösung hält
- reguliert Säure-Basen-Haushalt (*siehe Kapitel X: Säure-Basen-Haushalt*)
- Entgiftung des Stoffwechsels

2. Wirkungsweise und Haupteinsatzbereiche im Körper

Natrium phosphoricum kommt besonders vor in den Blutkörperchen, dem Bindegewebe, Muskeln und Nerven, dem Gehirn und der Zellflüssigkeit.

- Natrium phosphoricum hält Säurereste in Lösung und unterstützt deren Umbau in unschädliche, ausscheidungsfähige Stoffe:
  1. **Fettsäure:** reguliert und aktiviert den Fettstoffwechsel, es ist zur Fettverseifung (Emulgierung) in der Galle enthalten. Bei Mangel gelangen Fette über das Lymphsystem wieder in den Körper und werden als Fettpolster abgelagert.
  2. **Harnsäure:** hält Harnsäure, Endprodukt der Eiweißverarbeitung im Blut flüssig. Fällt sie aus, entstehen Gicht und harnsaure Ablagerungen, Nr. 9 unterstützt den Abbau in ausscheidungsfähigen Harnstoff. Die Niere kann nur Harnstoff ausscheiden.
  3. **Milchsäure:** Laktat aus Kohlenhydratstoffwechsel. Sie entsteht bei Muskeltätigkeit und wird in Wasser und Kohlensäure zerlegt (siehe Ernährung Weißmehl und Zucker). Durch einen

Überschuss an Milchsäure gerinnt das Eiweiß im Lymphsystem, es entstehen Stauungen und Lymphknotenschwellungen.

4. **Kohlensäure:** wird über Lunge abgeatmet. Natrium phosphoricum bindet sie und führt sie der Lunge zu. Der einströmende Sauerstoff löst diese Bindung und die Kohlensäure kann ausgeatmet werden. Ist nicht genügend Natrium phos. vorhanden, nimmt der Körper zu wenig Sauerstoff auf und es bleibt zuviel Kohlendioxid im Körper = Selbstvergiftung.

5. **Essigsäure:** Zerfallsprodukt bei Gärungszuständen im Magen

- Lymphmittel bei zu viel Zucker und Milchprodukten,
- hält Cholesterin in Lösung,
- bei Fettunverträglichkeit,
- hat regulative Wirkung auf Blutgerinnung,
- und Einfluss auf Erneuerung der Zellmembranen,
- beseitigt Zellgifte,
- ist Transmitterstoff für Leitfähigkeit der Nerven (Ablagerungen von Fett- und Säureresten blockieren die Nervenfunktion).

Wichtig: Ernährungsumstellung und genügend Bewegung. Bewegung hilft Säure abbauen und über Schweiß ausscheiden; Kohlendioxid wird über Bewegung vermehrt abgebaut *(siehe die Kapitel Ernährung und Säure-Basen-Haushalt, S. 185).*

3. Schmerzempfinden bei Mangel an Nr. 9 Natrium phosphoricum:

brennend, dumpf, quälend

Säure-Schmerz von dumpf bis brennend-bohrend: kommt besonders in Ruhe vor, z. B. Schultern, zeigt sich auch als trockener, ev. schmerzhafter Husten.

4. Linderung der Beschwerden können erreicht werden durch:

Schwitzen, tagsüber besser, moderate Bewegung, Wärmeanwendungen, Massagen.

5. Verschlimmerung und Auslösung der Beschwerden durch:
feuchtes, kaltes Wetter, anstrengende Bewegung
süßes, fettes und eiweißhaltiges Essen, Kaffee und Alkohol.

**6. Geruch, Farbe, Konsistenz von Ausscheidungen und
Veränderungsmerkmalen:**
rahmartig, honig-gelb, fettig, gelbe Kruste, dicker gelber Eiter,
Schweiß sauer riechend, Mitesser → schwarze Poreneinlagerungen.
Zungenbelag = goldgelb, Geschmack sauer oder bitter
Säureabbau: über morgendliches Absondern von Schleim aus
Bronchien oder Nase; keuchendes Atmen als Ausscheidung von
Kohlendioxid

**7. Tätigkeiten und Situationen, die viel Nr. 9 Natrium
phosphoricum verbrauchen:**
Mangel entsteht durch zuviel Zucker, Alkohol, Süßigkeiten,
Milchprodukte tierisches Eiweiß, Weißmehl, Fertignahrung, also
denaturierte Nahrung → Übersäuerung.

**8. Äußere Merkmale und sichtbare Veränderungen bei Mangel
an Nr. 9 Natrium phosphoricum:**
Bildung von Akne am ganzen Körper, eitrige Pickel an Rücken und
anderen Körperstellen, Neigung zu Furunkeln, Abszessen und Li-
pomen, Myogelosen.

a. Antlitzdiagnostische Zeichen:
fettige Haut und Haare, Fettbacken, Mitesser in Poren an Kinn,
Stirn, Nase und Wangen.

9. Dosierung und besondere Anwendungen:
- Bei Sodbrennen und saurem Aufstoßen nach dem Essen ca. 3–6
  (im Extremfall bis zu 20) Nr. 9 kauen.
- Bei allen säurelastigen Beschwerden
  Die ersten sechs Wochen tagsüber 30 Stück Nr. 9 Natrium phos-

phoricum und abends vor dem Schlafen nochmals 5 Stück der Nr. 9 sowie mit jeweils 5 Nr. 10 Natrium sulfuricum und Nr. 11 Silicea nehmen.

Danach über langen Zeitraum mit mindestens 15 Stück Nr. 9 nehmen. Bei akuten Gicht- und Rheumaschüben alle 5 Minuten 2–5 Stück Nr. 7 + Nr. 9 + Nr. 11, sowie äußere Anwendung von Packungen mit den gleichen Mineralsalzen.

Ebenso empfehlenswert sind täglich basische Bäder der betroffenen Bereiche.

Besondere Kombinationen: zur Ausscheidung von Ablagerungen immer mit Nr. 11 Silicea kombinieren.

10. Vorkommen in Lebensmitteln:

Erdbeeren, **Nüsse, Löwenzahn**, Möhren, Erbsen, Spinat, Linsen, Kohl, Weizen, Hafer, Roggen, **Gerste**, Seefisch

11. Symptomatik:

Stoffwechselorgane

- Absonderungen dick-gelb, klebrig, eitrig, sauer riechend
- Appetitstörungen
- Blähungskoliken im Magen- und Darmtrakt, die Nahrung bleibt zu lange im Magen und gärt
- Diabetes
- Durchfall mit unverdauter Nahrung
- Durchfälle, gelb-grüne, sauer riechend, schaumig
- Erbrechen saurer, käsige Massen
- Ermüdung durch Übersäuerung, Schwäche, chronische Müdigkeit durch zu viel verbleibende Stoffwechselreste
- Störungen im Gallenfluss
- gastrische Beschwerden von fetten Speisen, Eiweiß und Säurebildner
- saurer Geschmack im Mund, saurer Atem
- Gries- und Steinbildung der Galle

- Heißhunger
- Infektionskrankheiten und Vergiftungen mit Lymphbeschwerden
- Laktoseunverträglichkeit *(siehe Ernährung, Kap. X)*
- Lymphflussstörungen
- Lymphknoten geschwollen
- Lymphstörungen durch Medikamente und nach OP von Lymphknoten
- Magenkatarrh, brennender Schmerz nach Säurebildnern
- Po wund, vor allem bei Kleinkindern
- Reflux, meist mit Nr. 1 zu kombinieren; Elastizität der Schließfähigkeit
- saures Aufstoßen durch zu viel Milchsäurerückstände im Magen und Verdauungstrakt
- schlecht gelaunt, sauer sein, der Mensch ist »sauer«, nörgelig
- Sodbrennen; zu viel Magensäure
- Verlangen nach ungesunder Nahrung, wenn Kinder schlecht essen, Obst und Gemüse ablehnen und nur Süßes wollen.

Haut
- Eiterabszesse, Furunkel
- eitrige Wunden
- Haare fettig, schuppig
- Haut sauer riechend
  Hauterkrankungen durch Übersäuerung können schnell wieder verschwinden, die Ernährung sollte dauerhaft umgestellt werden.
- Hautabsonderungen, klebrig, fettig
- Hautausschläge, eiternd, juckend
- Hautunreinheiten, Pickel mit gelblichem, eitrigem Inhalt
- Milchschorf bei Kindern gelblich + Nr. 6
- Mitesser, schwarze Einlagerungen in den Poren des Gesichtes und der Körpers
- Neurodermitis, Psoriasis
- offene Beine (Ulcus crusis)

Säurehaushalt

- Schweiß, sauer riechend
- Wunden, schlecht heilend

Muskel, Gelenke

- Arthritis mit Gelenkverdickungen
- Arthrose
- Gelenkschmerzen
- Gicht
- Kopfschmerzen wie in Watte oder Katergefühl
- Muskelkater
- Muskelschmerzen dumpf, brennend
- Muskelverhärtung
- Rheumatismus
- Sehnenverhärtung
- Taubheitsgefühle der Extremitäten

Allgemein

- Asthma
- Ausfluss gelblich, scharf, sauer riechend
- Blasenstörung mit Sedimenten
- Ausscheidungen, eitrige bei Erkrankungen
- Ausscheidungen, eitrige, bei Infekten der Nase, Ohren, Neben-
  höhlen, Stirnhöhlen, Bronchien
- Fettablagerungen, Fettsucht, Übergewicht
- Fettknoten, Lipome
- Grauer Star
- Hämorrhoiden
- Harn, sauer, brennend, scharf (ohne bakteriellen Nachweis)
- Herzverfettung
- Krampfadern
- Luftnot, Sauerstoffnot des Gewebes
- Milchunverträglichkeit
- Myogelosen, knotige Ablagerungen von Stoffwechselschlacken
  im Gewebe

- Nierenerkrankungen durch Belastung wegen nicht zu verarbeitender Harnsäure
- Sehfähigkeit wechselt
- Venöse und arterielle Ablagerungen, Verkalkung
- verdicktes Blut – Durchblutungsstörungen
- verminderte Seh- und Hörfähigkeit

Nerven

Natrium phosphoricum ist in den Nervenfasern enthalten und Transmitterstoff der Nerven, ist also für die für Leitfähigkeit wichtig. Natrium phos. löst Ablagerungen an den Nervenenden und bringt sie zur Ausscheidung.

- Der Mensch reagiert »sauer«, aggressiv, schlecht gelaunt
- Harnsäureablagerungen an den Nerven; Nervenschmerzen – Neuralgien
- neurologische Erkrankungen wie MS, Parkinson, ALS u.ä.
- Polyneuralgie
- Schlafstörungen
- Überempfindlichkeit – Gereiztheit
- Unruhe

NR. 10 NATRIUM SULFURICUM D6, SCHWEFELSAURES NATRON, GLAUBERSALZ, NA_2SO_2. $10H_2O$

Prinzip: Reizleitung

1. Leitmerkmale zur Erkennung von Defiziten

- Anregung der Organe über nervalen Reiz
- reguliert Flüssigkeitshaushalt über Ausscheidung
- zieht Wasser aus der Zelle (Ödeme)
- Zellabbau
- abbauender Flüssigkeitshaushalt
- kann doppeltes Eigengewicht an Wasser aufnehmen und leitet über Darm, Niere, Blase, Haut aus

2. Wirkungsweise und Haupteinsatzbereiche im Körper

Natrium sulfuricum finden wir besonders in den Körpersäften, der Leber und der Milz. Es wirkt auf:

- **Stoffwechsel:** regt Reizleitung der Stoffwechselorgane an und bewirkt so Absonderung der Sekrete
  - **über Nieren, Harnleiter und Blase** durch Anregung der Epithelzellen in den Harnkanälchen.
  - **Leber und Galle:** Die Epithelzellen der Gallengänge steuern die Sekretion der Gallenflüssigkeit, eine Fehlsteuerung führt zur schlechten Verarbeitung der Nahrung und zu Gallensteinbildung.
  - **Bauchspeicheldrüse:** Fehlsteuerung führt zu Störungen im Enzymhaushalt und zur Diabetes.
  - **Dickdarm:** Störungen führen zu Durchfall oder Verstopfung.
  - **Milz:** Störungen im Zellabbau.
- **Reizleitung motorischer und sensorischer Nerven:**
  Erfolgt kein Reiz auf die Nerven, werden die Bedürfnisse der Organe nicht bewusst, fehlende Reize z. B. auf die Harnblase führen zu Harnverhalten bzw. Bettnässen.
  Reiz auf Schleimhautzellen: Bei erhöhter Tätigkeit werden überschüssiges Wasser und Abbaustoffe vermehrt ausgeschieden.
- Bildung der Gallenflüssigkeit
- Regulierung Zuckerhaushalt $\longrightarrow$ siehe Diabetes
- reguliert Fließfähigkeit des Blutes über Wasseraustausch
- Entgiftung des Blutes
- Abbau alter Zellen: Sie zerfallen durch Wasserentzug, z. B. Leukozyten. Störungen führen zu Überschuss an Leukozythen, also übersteigerter Immunreaktion: Autoimmunerkrankungen.
- unterstützt damit die Tätigkeit der Milz (Steuerung über das vegetative Nervensystem)
- Umbau belastender Stoffe in unschädliche

3. Schmerzempfinden bei Mangel an Nr. 10 Natrium sulfuricum.

- Druck von innen nach außen
- Schweregefühl der Beine und Füße
- schneidend bei Bauchbeschwerden und Wunden
- stechend bei Organschmerz
- reißend in den Gelenken
- Zerschlagenheitsgefühl der Glieder
- Gewebe ist schmerzhaft bei Berührung –
  - besonders häufig bei älteren Menschen, die wenig Bewegung haben oder bettlägerig sind
  - Lendenwirbelsäulen-Beschwerden: Gewebe über dem Kreuzbein und Becken

4. Linderung der Beschwerden können erreicht werden durch:
trockene Wärme, leichte Bewegung, sanfte Massagen und Einreibungen.

5. Verschlimmerung und Auslösung der Beschwerden durch:
feuchte Kälte, Nebel, feuchte Anwendungen, morgens, periodisch, plötzlich, Wohnen in feuchter Umgebung.

6. Geruch, Farbe, Konsistenz von Ausscheidungen und Veränderungsmerkmalen:
grünschleimig, gelbgrün, gelbe Schuppen, gallige Ausscheidungen, bräunlich-grüner Zungenbelag.

7. Tätigkeiten und Situationen, die viel Nr. 10 Natrium sulfuricum verbrauchen:
Störung des Stoffwechsels → auch durch Alkohol, fettes, säurelastiges Essen, tierisches Eiweiß, galliges Erbrechen oder Durchfälle, bei grünlichen Ausscheidungen.

8. Äußere Merkmale und sichtbare Veränderungen bei Mangel:

Blaurote, entzündlich aussehende Partien, häufig an Beinen und Füßen; Ödeme, beim Druck auf Unterschenkelgewebe bleibt eine Delle, braune Verfleckung, eventuell Neigung zu offenen Stellen.

a. Antlitzdiagnostische Zeichen:

blaurote Adern oder entzündliche Röte an Nase (Säufernase), Wangen und Kinn, gelblich-grüner Farbton im Gesicht, gelbliche Augäpfel, blaurote Entzündungen unter der Haut.

9. Dosierung und besondere Anwendungen:

Bei akuten Vergiftungen, Durchfällen und Erfrierungen hochdosiert mit 2 Stück alle 5 Minuten, bis Besserung eintritt.

Zur Förderung von Ausscheidungen und zum Abbau von Ödemen und Fettleibigkeit, über mehrere Wochen bis zu 4 x 10 Pastillen lutschen. Ebenfalls in dieser Dosierung sollten die Salze Nr. 9 Natrium phos. und Nr. 11 Silecea kombiniert werden.

10. Vorkommen in Lebensmitteln:

Äpfel, Feigen, am Baum gereifte Orangen, Nüsse, Blumenkohl, Sellerie, Spinat, Kohl, Linsen, Zwiebel, Knoblauch, Bärlauch, Porree.

11. Symptomatik:

- Alkohol-, Weinmissbrauch
- Augenschmerzen, Druck von innen
- Bauchgeräusche morgens, Rumpeln im rechten Oberbauch
- Bauchschmerzen, schneidend, mit Krämpfen
- Bettnässen
- Blähungen, schmerzhaft, stinkend, schwefelig
- Blutergüsse im Gelenk
- Brechdurchfall
- Diabetes → Auf- und Abbau Glykogen → Zuckerumwandlung
- Drüsen- und Lymphstauungen

- Durchfall mit Verstopfung wechselnd
- Durchfall wässrig, spritzend, besonders morgens
- Enddarmschmerzen
- Fettleibigkeit
- Frösteln, auch im Bett nicht warm werden
- Furunkel, Abszess
- Gallensteine, -grieß, -koliken
- Gelenkschmerzen
- Geschmack, bitterer
- Gewebeschmerzen bei alten Menschen, Sterbenden und Bettlägerigen durch Schlackenansammlung (hoher Anfall von absterbenden Zellen), die Leber funktioniert nicht mehr, die Haut wird gelb-grünlich.
- Gliederreißen
- grippale Infekte, chronisch
- Grüner Star
- Harnausscheidung, mangelnde
- Harnlassen, unwillkürliches, Inkontinenz. Hier hilft oft die Kombination mit Nr. 1
  - Harnverhalten
  - muss »sofort« zur Toilette bei Urin und Stuhlgang
- Hepatitis
- Hüftschmerz, stechend, schlimmer beim Aufsetzen und Aufstehen
- Immunsystem, Störungen
- Infektionskrankheiten, die mit Durchfällen einhergehen
- Influenza
- Kopfschmerzen, Druck von innen
- Kopfverletzungen, Schädelbruch, Gehirnerschütterung
- Kraftlosigkeit der Glieder
- Leberschwellung, -verfettung
- schneidender Leibschmerz von Krämpfen der Taenien (längsstreifes Sehnen- und Muskelgewebe der Darmwand)
- Milzerkrankungen und -schwellungen

- Muskel- und Gewebeschmerzen durch Schlackenansammlung
- Nahrungsmittelvergiftungen
- Nervenleitstörungen
- Ödeme, Wasseransammlungen in Händen und Füßen, Ansammlung von Schlackenstoffen verstopfen die Lymphgefäße
- Offene Beine sind Abflussöffnung für Giftstoffe.
- organische Beschwerden von Leber, Milz, Galle, Pankreas, Darm und Blase
- Reizbar, niedergeschlagen bis gleichgültig
- Rückenschmerzen durch Schlackenansammlung Schlackenstoffen, die in Lösung gehalten werden müssen
- Schmerzen in der linken Brustseite unter den letzten Rippen
- Schmerzen in den Stoffwechselorganen, stichartig
- schwammiges Gewebe
- schwere Beine
- Vergiftungen
  - Vergiftungsreaktionen bei Insektenstichen
  - mit metallischen und chemischen Stoffe, Arzneimittel
  - Pflanzen und unbekannte Substanzen
- Verstopfung, ungenügende Impulse auf Nerven des Dickdarms
- Völlegefühl
- Zerschlagenheitsgefühl, Schwere, Mattigkeit
- Zwölffingerdarmbeschwerden

Haut
- Akne
- blaurote Nase, Stoffwechselproblem bei kalt/feuchte Witterung
- schwefelgelbe Blutergüsse
- Blutergüsse + Nr. 4 + 11, wenn sie gelb-grün werden
- Erfrierungen an den Extremitäten
- Fettknoten und harte Knoten im Binde- und Hautgewebe
  → verschiebbar
- nässende Hautausschläge
- Juckreiz, kann nachts nicht liegen

- Kopfgrind
- Milchschorf, gelblich, mit Krusten
- Pickel, Hautunreinheiten
- Schuppenflechte
- Schweiß mit gelb-grünlichen Rändern in der Kleidung
- Urticaria
- Warzen, Hautauflagerungen
- schlecht heilende Wunden; siehe äußere Anwendungen

NR. 11 SILICEA D12, KIESELERDE, KIESELSÄURE

Prinzip: Leitfähigkeit

1. Leitmerkmale zur Erkennung von Defiziten

Nervenkommunikation ZNS
Anorganische Grundlage des Bindegewebe

2. Wirkungsweise und Haupteinsatzbereiche im Körper

Silicea ist Bestandteil, Grundbaustein und Gerüst aller Zellen. Wir finden es in Bindegewebe, Haut, Haare und Nägel, mit hohem Anteil in Herz, Lunge, Lymphdrüsen, Nebennieren. Es wirkt als:

- **Funktionsmittel** für das gesamte Zentral-Nervensystem
- ist Transmitterstoff, z. B. Adrenalin
- **regelt die Leitfähigkeit der Nerven**
  - gestörte Leitfähigkeit: Durch Blut-, Gewebeübersäuerung entstehen Ablagerungen an den Nervenfäden
  - gestörte Versorgung $\rightarrow$ verringerte Produktion von Nervenzellen
  - Übererregbarkeit: keine Ruhepotenzial mehr erzeugbar
  - Schlafstörung durch gestörte Leitfähigkeit: Es entsteht langes Schlafbedürfnis mit dem Gefühl der Zerschlagenheit morgens. Der Schlaf bringt keine wirkliche Erholung.
  Die geistige Leitungsfähigkeit nimmt erst im Tagesverlauf zu.

Abends wird keine Ruhe gefunden (der Faule wird am Abend fleißig).

- **Bindegewebe:** Silicea ist das Aufbaumittel und Betriebsmittel des Bindegewebes (der Fibroblasten), gibt ihm Festigkeit und Struktur und regt die Bildung von Gerüststoffen (Kollagene) an.
  Festes Bindegewebe:
  o Stützgewebe der Knochen und Gelenke, Sehnen
  o Leitgewebe der Gefäße und Nerven (Nervenstränge)
  o Epidermis; Haare und Nägel, Zähne
  Lockeres Bindegewebe:
  o Hüll- und Polstergewebe der Organe
  o Gerüstgewebe der Organe
  o Füll-, Polstergewebe der Muskeln und Sehnen
  o Blut ist flüssiges Bindegewebe
- Silicea steigert die Widerstandskraft. Kinder mit Silicea-Mangel sind oft schwach, krankheitsanfällig, sehen unterernährt aus, Haut und Muskulatur sind schlaff.
- es fördert muskuläre und enzymatische Prozesse
- fördert die Aufnahme von Calcium aus der Nahrung
- baut Harnsäure und kristalliner Ablagerungen in Gelenken sowie Gallen- und Nierensteine ab
- baut Schlackenstoffe bzw. Ablagerungen, Fremdkörper ab.
  o Die gestörte Funktionsfähigkeit der Bindegewebsröhren wird wieder hergestellt. Eiter und Ablagerungen können über Stoffwechsel abgebaut werden
  o Ableitung alter Einlagerungen von Sekreten in serösen Höhlen
  o Ausscheidung von Fremdkörpern, z. B. Stachel, Dornen
    - bei metallischen, nicht mit dem Körper verwachsenen Einlagerungen, z. B. Metallsplittern oder Kugeln, nicht anwenden, da diese wandern können
    - Bei mit dem Körper verwachsenen Implantaten wie z. B. künstliche Hüften oder Knie besteht kein Problem
- Silicea regt die Vermehrung der weißen Blutkörperchen an
- reguliert den Schweiß

3. Schmerzempfinden bei Mangel an Nr. 11 Silicea

stechend, neuralgisch, blitzartig am Nerv entlanglaufend, wie elektrisiert.

4. Linderung der Beschwerden können erreicht werden durch:

in Wärme besser, Kopf warm einpacken, ab 11 Uhr besser werdend.

5. Verschlimmerung und Auslösung der Beschwerden durch:

Schmerzen, die in kalter Luft schlimmer, morgens schlechter werden.

6. Geruch, Farbe, Konsistenz von Ausscheidungen und Veränderungsmerkmalen:

scharf, übelriechend, sauer, ätzend, wundmachend, stinkender Fußschweiß

Zunge mit Haargefühl und Geschmack nach Blut.

7. Tätigkeiten und Situationen, die viel Nr. 11 Silicea verbrauchen:

elektro- und magnetische Fehlbelastungen, Reizüberflutung vor allem bei Kindern durch zu viel Fernsehen und Computerspiele, Handys und andere Funkübertragungsgeräte.

8. Äußere Merkmale und sichtbare Veränderungen bei Mangel an Nr. 11 Silicea:

Hochglanz auf Schienbeinen
Nagelverkrümmungen und zu weiche Nägel, weiße Flecke auf Nägeln.

a. Antlitzdiagnostische Zeichen:

Bindegewebeschwund der Augenhöhlen
Glasurglanz auf Stirn, Nase (Glatze), wirkt wie poliert und kann nicht weggewischt werden
Krähenfüße.

9. Dosierung und besondere Anwendungen:

Hochdosiert bei akuten Fällung der Ausscheidungsförderung. Zur allgemeinen Stabilisierung langfristig erforderlich. Bei starkem Bindegewebeabbau kann es dauerhaft angezeigt sein.

10. Vorkommen in Lebensmitteln:

Erdbeeren, Feigen, Löwenzahn, Pastinaken, Spinat, Kohl, Kopfsalat, Spargel, Brennnesseln, **Schachtelhalm**, Gerste, Hafer, **Hirse** – vor allem Braunhirse.

11. Symptomatik:

Nerven

- abends nicht zur Ruhe kommen
- **ADS und ADHS bei Kindern**
- Gedächtnisschwäche
- Gereiztheit
- Herpes Zoster
- Kopf- und Lidhöhlenschmerzen über den Augen, zieht von hinten hoch
- Kopfhaut, empfindliche, Haarspitzenkatarrh
- Kopfschmerzen, blitzartige
- Lähmungen, Apoplexnachsorge
- Licht- und Geräuschempfindlichkeit
- Migräne mit Lichtempfindungsstörungen
- morgendliche Anlaufstörung, geistig und körperlich, wird erst abends munter
- Muskelzucken, Zucken und Schlagen der Glieder im Halbschlaf
- Nervale Muskelstörungen, MS, Parkinson, ALS und ähnliche neurologische Erkrankungen
- Nervenschmerzen
- Nervosität
- Neuralgien, Ticks, Nervenzuckungen
- Phantomschmerz
- Polyneuropathie

- Schlafstörungen, Schlaf bringt keine qualitative Erholung
- Schreckhaftigkeit, Ängstlichkeit
- Schwindel beim Aufwärtssehen, mit Tendenz, nach vorn zu fallen
- Überempfindlichkeit
- Übererregbarkeit
- Zerstreutheit
- Zittern

Gewebe, Knochen, Gelenke, Muskel

- Arteriosklerose
- Arthrose, Arthritis; baut Ablagerungen ab und bringt sie zur Ausscheidung
- Bindegewebeschwund der Organe. Lunge, Herz usw. und bei allen Organerkrankungen, die mit Schwäche der Funktion einhergehen
- Drüsenentzündung und -schwellung, -verhärtung, -eiterung
- Fisteln
- Gelenkentzündungen
- Gelenkschwäche
- Gewebeeinbrüche, Leistenbruch, Nabelbruch
- Gicht: Harnsäurekristalle werden gelöst und ausgeschieden + Nr. 9 Natrium phos.
- Gichtanfall, Gichtzehe
- Hämorrhoiden
- Ischialgie
- Knochenaufbau nach Brüchen und OPs
- Knochenhautentzündungen
- Knochenwuchsstörungen: M. Bechterew, M. Scheuermann, M. Perthes
- Kopfschmerz vom Nacken ausgehend
- Krampfadern, Besenreiser
- Muskellähmung und -zittern
- Muskelschwäche, Störungen im Muskelaufbau

- Muskelschwund
- Nierengries / -steine bestehen oft aus Harnsäure
- Polymyalgie
- Rheumatische Beschwerden
- Schwangerschaftsstreifen + Nr. 1
- Sehnenverkürzung, Dupyutrensche Kontraktur + Nr.1 + Nr. 8 als Salz und Salbe
- Spannungsschmerz nach Verletzungen oder von Einlagerungen, Schwellungen haben dann Glasur-Glanz
- Verkrümmungen der Gelenke
- Wachstumsschmerz, nächtliche Beinschmerzen bei Kindern + Nr. 2
- weiße Flecken auf Zähnen
- Wirbelsäulenschwäche und Verkrümmungen wie Skoliosen, Kyphosen
- Zahnentwicklungsstörungen

Haut – Allgemeines
- Abmagerung des Bindegewebes, Haut wird schlaff
- allgemeine Anfälligkeit
- Altersschwerhörigkeit
- appetitlos
- Bläschen- und Pustelbildung
- Blutergüsse, blaue Flecken: Abbau des geronnenen Blutes im Gewebe mit Nr. 4 Kalium chlor.
- Cellulitis, schlaffes Gewebe + Nr. 1 Calcium fluor.
- Durst, starker
- Eiterhöhlen, Fisteln, Furunkel, Abszesse; Eiter wird abtransportiert, Silicea öffnet geschlossene Prozesse
- Entzündungen und Vereiterungen
- Ernährungsstörungen
- verfrühte Faltenbildung, Krähenfüße
- frische Prellung, bevor es zum Hämatom kommt; mit Nr. 4 Kalium chlor. kombiniert

- Fußschweiß, stinkend
- Gasansammlungen im Bauch
- Haarausfall, Geheimratsecken und Glatze
- Haare, dünn; Haarschuppen
- Haut, runzelig, glasig
- Hautrisse
- Husten, nächtlicher und morgens beim Aufwachen
- Infektionen mit Sekretbildung und stockendem Ausfluss
- Juckreiz, oft der Füße und Fußsohlen
- Karies
- Nachtschweiß
- Nägel spröde, brüchig, spaltend, brechend + Nr.1 Calcium fluor.
- Narben; *siehe äußere Anwendung, Kap. VII*
- Ohren, verstopfte, gehen mit Knackgeräuschen auf
- Pickel, Hautunreinheiten
- Schwäche, Gliederzittern
- Schweißabsonderungen. Silicea bringt unterdrückte Schweiß-produktion wieder zum Ausbruch. Weiter nehmen, bis alles ausgeschieden ist und der Schweiß verschwindet.
- Schwindel beim Bücken
- Splitter unter der Haut, Dornen, Glas, Metall
- unregelmäßiger Stuhlgang mit Verstopfungsneigung
- trockene Krusten in der Nase, Neigung zum Nase bohren
- vorzeitiges Altern

Besondere Kombinationen:
- **ADS und ADHS bei Kindern**
  - + Nr. 2 bei blassen Kindern
  - + Nr. 9 bei Kindern, die schlecht essen und viel Süßes wollen
  - + Nr. 7 bei Kindern mit eher rötlicher Gesichtsfarbe, die schnell reizbar sind
- nach Impfungen Kombination Nr. 2 + Nr. 4 + Nr. 9 + Nr. 11 längerfristig
- Blutergüsse, blaue Flecken

→ Abbau des geronnenen Blutes im Gewebe mit Nr. 4

→ mit Nr. 10, wenn sie gelb-grün werden

- frische Blutergüsse; mit Nr. 4 kombiniert vermeidet es Einblutungen oder parallel zu Arnica bei Verletzungen
- Falten, Neigung zur Faltenbildung mit Nr. 1 + Nr. 8; wegen Festigkeit
- Hautjucken besonders bei Älteren + Nr. 6
- bei Knochenbrüchen + Nr. 1 + Nr. 2
- Akne + Nr. 9
- bei eitrigen Fisteln + Nr. 12 + Nr. 9

KAPITEL VII

ÄUSSERE ANWENDUNG DER MINERALSTOFFE

A. BESCHREIBUNG ALLGEMEINER ANWENDUNGSFORMEN

Akute schmerzhafte Zustände:

Wenn möglich, tragen Sie Cremes oder Packungen immer direkt auf die schmerzende oder zu behandelnde Stelle auf. Wenn das nicht möglich oder der Schmerz nicht einzugrenzen ist, auf Gewebestellen auftragen, die leichten Zugang zum Arterien/Venensystem bieten: hinter den Ohren, auf die Innenseite der Ellbogen und Knie, auf das Handgelenk innen.

Liegen die Beschwerden tiefer, z. B. den Organen, so tragen wir die Salben auf dem Hautareal darüber auf.

Form der Anwendung und Aufbringung:

1. **Cremes oder Salben:** 2–3 mal täglich sanft einreiben – bei akuten Beschwerden auch häufiger.
2. **Kompresse:** Je 10 Pastillen / 1 Löffel Pulver in 50 ml Wasser auflösen, die Stelle damit betupfen oder ein Mulltuch damit tränken und auflegen.
3. **Brei:** Pastillen oder Pulver mit Wasser, Spucke, Creme zu Brei verrühren und auftragen.
4. Bei offenen Wunden **Pulver oder zerkleinerte Pastillen** einbröseln.
5. **Tauchbad:** Bei Körperstellen, die in Schüssel, Bidet u.ä. eingetaucht werden können, auf 1 Liter Leitungswasser je 15 Pastillen

geben und die verletzte Stelle in lauwarmes Wasser halten, bis Schmerz nachlässt.

6. **Tropfen:**

Zur Behandlung von Augen-, Ohren und Nasenbeschwerden bietet sich die Anwendung als Tropfen an.

Für **Nasen- und Ohrentropfen** können die Dilutionen (tropfenförmige Schüßler-Salze aus der Apotheke) mit Wasser verdünnt eingesetzt werden.

Dazu auf 20 ml Wasser jeweils 20 Tropfen der einzusetzenden Schüßler-Salze geben.

Bei akuten Beschwerden alle 15 bis 30 Minuten einsetzen.

Bei chronischen Beschwerden 5-mal täglich anwenden.

Augentropfen: In 20 ml abgekochtem Wasser je 5 Pastillen der notwendigen Sorten auflösen, ca. 10 Minuten stehen lassen, dann durch einen Papierfilter abgießen und in eine Tropflaschen füllen. Anwendung wie oben.

Diese Tropfen enthalten keinen Alkohol und müssen daher alle drei Tage frisch angesetzt werden und sollten im Kühlschrank aufbewahrt werden.

B. ANWENDUNGSBESCHREIBUNG
BEI BESTIMMTEN SYMPTOMEN:

Wunden:

1. **frische, kleinere Wunden:** Pastillen der Nr. 3 zerbröseln und ein-/aufstreuen. Wenn es zur Verfügung steht, ist Pulver besser geeignet.

Den Vorgang bis zur Blutgerinnung wiederholen, danach auf Nr. 4 Kalium chloratum übergehen.

Der Milchzucker hat antiseptische Wirkung, daher kann die Behandlung auch vor der Reinigung einer Wunde gemacht werden. Ist die Blutung gestillt, die Wunde reinigen und wieder Mischung Nr. 3 und Nr. 4 einstreuen und verbinden und je nach Größe stündlich erneuern.

2. Schürfwunden: Anfangsbehandlung wie oben, danach dünn mit Creme behandeln, aber nicht luftdicht verbinden.

3. große Wunden: Bis zum Eintreffen der notärztlichen Hilfe Nr. 3 einstreuen.

Auf große, offene Wunden nie Cremes oder Salben auftragen, es bildet sich unter Luftabschluss der Poren Gewebewasser und kann so zu Eiterungen führen.

Wundränder zur Heilunterstützung mit Nr. 1 eincremen.

4. Offene Wunden, die nicht heilen:
z. B. Offene Beine, Ulcus crusis, offenes Abszess, OP-Schnitte mit Infektionen

- mit Sekretbildung: Pulver oder zerstoßene Pastillen einbröseln

○ Sekret weiß	Nr. 4 + Nr. 11
○ Sekret gelb	Nr. 6 + Nr. 11
○ Sekret gelb, eitrig	Nr. 4 + Nr. 6 + Nr. 8 + Nr. 11
○ Sekret gelb, grün, stinkend	Nr. 5 + Nr. 6 + Nr. 10 + Nr. 11

- Wundränder: Generell mit Salbe parallel behandeln, fördert die Wundheilung und die gesunde Hautneubildung.

○ geschwollen und hautfarben	Nr. 1 + Nr. 4
○ geschwollen und rot	Nr. 1 + Nr. 3 + Nr. 4
○ rot	Nr. 1 + Nr. 3
○ rötlich-bläulich	Nr. 1 + Nr. 10
○ gelb-braun	Nr. 1 + Nr. 6

5. Absonderungen aus Nase, Ohren, Bronchien:
Cremes von außen auftragen, bei der Nase auch von innen und im Bereich der Nebenhöhlen von außen, bei Ohren sind Tropfen geeignet, zusätzlich hinter den Ohren einreiben.

○ Sekret weiß, zäh	Nr. 4 + Nr. 11
○ Sekret klar, glasig, flüssig	Nr. 8
○ Sekret gelb	Nr. 6 + Nr. 11
○ Sekret gelb, eitrig	Nr. 4 + Nr. 6 + Nr. 9 + Nr. 11
○ Sekret gelb, grün, stinkend	Nr. 5 + Nr. 6 + Nr. 10 + Nr. 11

6. Verbrennungen:

Bei Verbrennungen immer lauwarmes Wasser verwenden, denn kaltes Wasser zieht die Gefäße zusammen, erleichtert nur für wenige Sekunden, danach kommt der Schmerz verstärkt zurück.

→ **1. Grad** Nr. 3 Ferrum phosphoricum + Nr. 8 Natrium chloratum

→ mit Kompresse: Je 10 Pastillen in 50 ml Wasser auflösen, Stelle damit betupfen oder Mulltuch tränken und auflegen

→ Aus Pastillen oder Pulver mit Wasser, notfalls flüssiger Brei oder mit Creme, notfalls Spucke, eine Breiauflage machen.

→ Nach Abtrocknen der Wunde kann mit Cremes gearbeitet werden.

→ **2. Grad** Nr. 3 Ferrum phosphoricum + Nr. 8 Natrium chloratum

→ Kompresse – wie oben

→ flüssiger Brei – wie oben

→ Tauchbad: Für Körperstellen, die in Schüssel, Bidet u.ä. eingetaucht werden können, auf 1 Liter Leitungswasser je 15 Pastillen geben und verletzte Stelle ins warme Wasser halten, bis der Schmerz nachlässt

→ Parallel von innen Nr. 3 + Nr. 8 alle 5 Minuten, bis der Schmerz nachlässt

→ Parallel kann gegeben werden: Aconitum wegen Schock, Causticum gegen starke Schmerzen, Cantharis bei brennenden Schmerzen und bei Verbrennungen großer Körperteile, Urtica Arens bei Aussehen, wie von Brennnesseln verbrannt

→ **3. Grad:** ärztliche Behandlung erforderlich!

Maßnahmen, bis der Arzt eintrifft:

→ Nr. 3 + Nr. 8 + Nr. 5 nur als Pulver aufstreuen

→ kein Wasser anwenden

→ die gleichen Schüßler-Salze innerlich als Schockdosis mit 20 je Sorte aufgelöst trinken lassen

→ homöopathische Mittel wie bei 2. Grad einsetzen

→ Rescuetropfen (Bachblüten-Notfalltropfen) zur Stabilisierung geben

→ **abheilende Brandwunden**, sobald Krustenbildung vorhanden, folgende Mischung anwenden: Nr. 1 + Nr. 5 + Nr. 6 + Nr. 8 + Nr. 11

→ Zur Hautregeneration die Mischung als Creme auftragen

→ bei Rötung der Narbe Nr. 7 zugeben

→ nach 2–3 Monaten von Therapeuten mit Narbenentstörung nach Penzel behandeln lassen. Das behebt eventuelle Nervenleitstörungen und Taubheitsgefühle und glättet die Narben und Haut. Es ist auch bei sehr alten Narben noch wirksam.

7. Sonnenbäder – Hautschutz

Vorbeugende äußere Anwendung zur Hautstabilisierung mit Cremes der Nr. 1 + Nr. 6 + Nr. 8 und Nr. 11.

Diese Mischung erhöht die Sonnenverträglichkeit, die Haut ist besser in der Lage, die Schutzpigmente für eine Bräunung zu bilden. Sie enthält keinen direkten Sonnenschutzfaktor, genießen Sie daher bei empfindlicher Haut die ersten Sonnenbäder mit zusätzlichem Schutzfaktor und zeitlich begrenzt.

Die gleiche Mischung kann als After-Sun genutzt werden, da sie die Hautregeneration auch nach der Sonneneinstrahlung unterstützt und das Gewebe mit genügend Pflegestoffen versorgt. Hier kann auch ein entsprechendes Kosmetikum, das z. B. mit Aloe als Feuchtigkeitsunterstützung kombiniert ist, angewendet werden.

8. Sonnenbrand

Die Mineralstoffe Nr. 3 und Nr. 8 innerlich und äußerlich anwenden

→ bei Schwellungen zusätzlich die Nr. 4

→ bei Spannungsgefühl zusätzlich die Nr. 1

→ Nach Abklingen der Rötung zur Hautregeneration die Nr. 1 und Nr. 6 anwenden

→ vorbeugend die Sommerkur machen (Kapitel IV, 14b)

9. Kosmetik

Nicht jeder Mensch verträgt jede kosmetische Zusammenstellung. Dabei spielt nicht nur die Zusammensetzung der Produkte eine Rolle, sondern auch unsere Haut und ihr Zustand. Ist die Haut besonders zart und empfindsam, benötigt sie auch sanfte Pflege.

Wichtig sind die Fragen: »Warum wende ich das Produkt an?« und »Was verspreche ich mir davon?« Seien Sie bei allzu vollmundigen Versprechen vorsichtig, oft kosten sie nur viel Geld.

Dank Internet kann man heute sich sehr gut über die Inhaltsstoffe informieren. Verwenden Sie möglichst Produkte, die mit pflanzlichen Ölen hergestellt sind und die verträgliche Emulgatoren und Konservierer enthalten.

Die meisten »normalen« Kosmetika enthalten als Cremegrundlage Formulierungen aus Erdöl. Diese ziehen nicht in die Haut ein und hinterlassen einen luft- und feuchtigkeitsabweisenden Film. Für eine gesunde Hautatmung sind sie daher ungeeignet. Besonders gute Produkte finden Sie bei Firmen, die geprüfte Naturkosmetik herstellen.

Die Stoffwechselsituation unseres Körpers entscheidet auch über die Verträglichkeit. Wenden Sie z. B. ein Produkt mit dem pH-Wert 8 an und haben einen zu hohen Säurewert auf der Haut (z. B. 4,5), dann erfolgt eine chemische Reaktion zwischen der basischen Creme und der sauren Haut.

Daraus können allergische Reaktionen oder Juckreiz entstehen. Gleiches gilt, wenn wir auf eine saure Haut (z. B. 4,5 pH) noch eine sauer eingestellte Creme geben. Dadurch erhöht sich der Säuregehalt zusätzlich, und es kann wieder zu Reizungen kommen.

Wenn also tatsächlich einmal Reaktionen auftreten, neutralisieren Sie erst die Haut. Dazu eignet sich ein basisches Vollbad oder Waschungen mit basischen Mineralien. Jeweils mit klarem Wasser nachspülen. Tritt nach einem basischen Bad Juckreiz auf, können Sie mit 1:20 verdünntem Apfelessig nachwaschen.

Während einer Entschlackungskur oder beim Heilfasten können ebenfalls Hautreaktionen auftreten, da die Haut unser größtes Entsorgungsorgan ist und viele Schlacken ausscheidet.

Stellen sie von »normaler« Kosmetik auf Naturkosmetik um, können ebenfalls Umstellungsreaktionen auftreten. Die Naturkosmetik enthält pflanzliche Öle und meist pflanzliche Extrakte. Diese wirken bis in die tieferen Hautschichten, während die herkömmlichen Mineralöle nur die beiden oberen Hautschichten erreichen. Durch die Naturkosmetik-Produkte kann die Haut stärker durchblutet werden, was auf den ersten Blick als unerwünschte Nebenwirkung erscheint, in Wirklichkeit aber das gute Zeichen dafür ist, dass diese Cremes eine besonders gute Tiefenwirkung haben.

Geben Sie Ihrer Haut etwa vier Wochen Zeit und betrachten Sie die auftretende Reaktion als gewünschtes Ansprechen der Haut auf die Wirkstoffe.

10. Hautreinigung

Bei allen Hautunreinheiten können die Mineralstoffe als Reinigungslösung genutzt werden:

—→ dazu die Nr. 8 + Nr. 9 + Nr. 10 sowie Nr. 11 nutzen

—→ als Maske: Mit Creme oder Wasser zu Brei verrühren und auf die Haut auftragen, 10 bis 20 Minuten einwirken lassen und abspülen.

—→ als Reinigungswasser: Je 5–10 Pastillen in Wasser auflösen, nach 10 Minuten Stehzeit durch Papierfilter gießen und in Flasche abfüllen. Kann mit medizinischem Alkohol im Verhältnis 2:1 oder Obstessig im Verhältnis 1:1 konserviert werden.

ohne Konservierung im Kühlschrank aufbewahren und alle drei Tage frisch ansetzen.

11. Schwangerschaft

○ zur Vorbeugung vor Erschlaffungsstreifen den Bauch einreiben, Nr. 1 mit Nr. 11 kombiniert

○ Damm und Scheide ab dem 7. Monat regelmäßig täglich mit Creme Nr. 1 ein- bis zweimal einreiben, das kann Risse und Dammschnitte bei der Geburt vermeiden helfen.

o Das fördert ebenfalls die Elastizität der Gebärorgane und erleichtert die Geburt.

o Nachher die Cremes Nr.1 und Nr. 11 zur Straffung des Bauch- und Brustgewebes anwenden.

12. Augen

● grauer Star: Sowohl Tropfen (siehe Kapitel Einnahme und Dosierung) als auch Cremes außer Nr. 1 die Nr. 9 und die Nr. 11 anwenden

● grüner Star: Sowohl mit Tropfen (siehe Kapitel Einnahme und Dosierung) als auch Cremes außer Nr. 1 die Nr. 2, Nr. 6 und Nr. 7 anwenden.

● Schielen: Nr. 1 als Tropfen oder Creme, auch den äußeren Augenrand eincremen

13. Fuß- und Nagelpilz

Mit der Anwendung der Mineralien bekämpfen wir nicht den Pilz, sondern stärken die Haut, damit der Pilz keine Angriffsmöglichkeit mehr hat.

Durch tägliche Einreibungen mit Creme oder Salbe Nr. 1 werden Haut und Nägel so gestärkt, dass sie dem Pilz keinen Ansatz mehr bieten, er stirbt ab.

Hautpilz verschwindet meist schnell, bei Nagelpilz muss die Behandlung lange Zeit, bis zu 9–12 Monate, regelmäßig eingehalten werden.

Bei gleichzeitiger Braunfärbung der Nägel ist die Kombination mit Nr. 6 empfehlenswert. Die gleichzeitige Einnahme der Pastillen kann eine schnellere Besserung erbringen.

Beispiel: Eine Patientin von ca. 72 Jahren hatte an beiden Händen an mehreren Fingern verdickte, schrundig bräunliche Nägel. Sie probierte im Laufe der Jahre alle Arten der Pilzbehandlung erfolglos. Sie erhielt innerlich die Mineralien Nr. 1, Nr. 2, Nr. 4, Nr. 6 und Nr. 11, Nr. 2 und Nr. 4 zur Stärkung des Immunsystems, die Nr. 4 auch im Hinblick auf Stoffwechselförderung, auch die Nr. 6, dazu die Nr. 1 und Nr. 11 zur Regeneration der Nägel. Von der Nr. 1 nahm sie 20 Pastillen, von allen anderen 15 Stück pro Sorte täglich. Als Creme wendete sie eine Mischung aus Nr. 1 und Nr. 6 an. Bereits nach sechs Wochen war erkennbar, das alle Nägel gesund nachwuchsen, die Braunfärbung war aus dem alten Nagelbett fast verschwunden und die Verdickungen wesentlich weniger geworden. Nach sechs Monaten waren wieder alle Nägel in Ordnung und sie freute sich, dass sie ihre Hände nicht mehr verstecken musste.

14. Warzen und Hautauflagerungen

Grundsätzlich muss zwischen Warzen und Hautauflagerungen zwar unterschieden werden, in ihrer Behandlung können wir sie aber gleichsetzen.

Wie bei Pilzerkrankungen werden die in Warzen vorhandenen Viren als deren Verursacher angesehen. Es ist aber, wie schon Virchow erkannte, das geschädigte Milieu, das die Vermehrung der »Besiedler« ermöglicht. Gleiches gilt für alle Arten der Pilzerkrankung im Körper, z. B. Candida bei Darmbefall oder Heliobacter in der Magenschleimhaut. Wir müssen also das Milieu stärken, dann haben die Eindringlinge keine Chance und sterben ab.

Alle Hautauflagerungen, hornige Stellen, schuppige und harte, hautfarbene Knötchenbildungen mit weißen bis hautfarbenen Schuppen mit Nr. 1 täglich 2-mal eincremen.

Schwarze Flecken und schwarz-braune Auflagerungen: Bei sehr intensivem Mangel an Nr. 1 Calcium fluoratum kommt es zu rötlich-schwärzlicher Verfärbung der Haut (siehe auch Antlitzdiagnose), die in Kombination mit Leberfunktionsstörungen (Nr. 6) ins Braun-Schwarz übergehen.

In weiterer Kombination mit einem Defizit an Nr. 4 Kalium chloratum können sich diese zu weichen, blumenkohlartigen Gewächsen ausbilden.

Solche Veränderungen werden oft und schnell von Hautärzten entfernt. Die Ursache wird dadurch nicht beseitigt, und es kommt an anderen Stellen zu Neubildungen. Durch den Mangel an Nr. 1

Calcium fluoratum entstehen dabei oft unschöne Narben, Verwachsungen und Störfelder.

Meine Empfehlung: Wenn Sie Hautveränderungen feststellen, machen Sie Fotos davon und beginnen Sie mit der Schüßler-Behandlung. Machen Sie alle 4–6 Wochen ein neues Foto und vergleichen Sie diese. So haben Sie eine gute Kontrolle und können bei beunruhigender Veränderung Ihren Schüßler-Therapeuten und/oder den Hautarzt konsultieren.

Die beschriebenen Hautveränderungen treten oft in Begleitung oder nach Stoffwechselerkrankungen auf.

Es kann schnell zu Verbesserungen kommen, meist ist aber eine langfristige Behandlung notwendig. Sie ist abhängig vom Alter der Veränderung und dem Gesamtzustand des Stoffwechsels und der Haut.

Dornwarzen: Zusätzlich zur Behandlung mit Nr. 1 die Nr. 2 anwenden und basische Fußbäder machen.

Sielwarzen: Parallel zur Nr. 1 die Nr. 2 und Nr. 4 anwenden – diese Kombination auch als Creme einsetzen und ebenso basische Fußbäder machen.

15. Kopfschmerzen

a. durch geistige Überanstrengung

→ Stirn und Schläfen einreiben, ebenso zur Stärkung der Konzentration und Verbesserung der Merkfähigkeit.

→ Nr. 5 macht den Kopf frisch – fördert die Gehirnleistung und macht wieder »wach«.

→ Nr. 1 stärkt die Konzentrationsfähigkeit und fördert das Gedächtnis.

Diese Mischung ist gut für Kinder und andere Lernende mit Konzentrationsschwierigkeiten und nach und vor viel geistiger Arbeit.

b. bei Migräne und spannungsbedingtem Schmerz

Vor allem Stirn und Nacken bis in die Schädelgrube mit Nr. 7 einreiben.

148

16. Narben

Sobald die Wunde zugeheilt ist, sollte die Creme Nr. 1 angewendet werden, sie ermöglicht eine schnelle Regenerierung der Haut und geringe Narbenbildung. Die Nr.1 verhindert auch die Bildung von unerwünschten Verwachsungen.

Die Kombination mit Nr. 11 hilft die Reizleitung der zerschnittenen Nerven wiederherzustellen, damit werden Taubheitheitsgefühle und Kribbeln im Narbengebiet reduziert oder vermieden.

Entstören der Narbe

Lassen Sie die Narbe 2–3 Monate nach Verletzung oder Operation parallel zur Einreibung mit den Cremes Nr. 1 und Nr. 11 nach der Penzel-Methode behandeln. Das Narbengewebe und die Umgebung wird mit einem Stäbchen »punktiert«. Dadurch regeneriert sich das Narbengewebe in Farbe und Struktur, die Nervenreizleitung wird verbessert bzw. wiederhergestellt. Bei vielen Operationen kommt es im Umfeld der Narbe zu Missempfindungen oder gar Taubheit und Fehlfunktion der Nerven und der davon versorgten Gebiete oder Extremitäten.

Die Methode nach Penzel kann diese Beschwerden verbessern und oft beseitigen.

Bei unschönen Narben an sichtbaren Hautzonen ist auch der optische Effekt von großem Vorteil. Selbst großflächige Verbrennungsnarben werden durch die Behandlung im Hautbild verbessert, das Gewebe wird wieder elastischer, sodass das betroffene Gewebe wieder bewegungsfähiger ist.

Nr. 1 Calcium fluoratum D12

Zur äußeren Anwendung bei allen mit Veränderungen der Elastizität verbunden Beschwerden, z. B.:

- Arthrose, Arthritis
- Augen; *siehe Kapitel VII*
- Erschlaffungen der Haut und der Organe
- Faltenbildung
- Fersensporn mit Nr. 2
- Fuß- und Nagelpilz; *siehe Kapitel VII*
- Gelenke, steif oder überelastisch
- Gelenkschmerzen
- harten Veränderungen der Haut und der Organe
- Hornhaut
- Hühneraugen
- Inkontinenz durch Blasensenkung: den Blaseneingang mit Creme Nr. 1 einreiben
- Knochenbrüche
- Kopfschmerzen durch geistige Überanstrengung → *siehe Kapitel VII*
- Morbus Bechterew
- Morbus Scheuermann
- MS und andere sklerosierende Erkrankungen
- Muskelschmerzen
- Narben; *siehe Kapitel VII*; Entstören der Narbe
- Rheumatische Muskel- und Gelenkerkrankungen
- rissige, trockene Haut
- Rückenschmerzen, ziehend
- Steifheit der Gelenke und Muskeln
- Verrenkungen
- Verstauchungen
- Warzen und Hautauflagerungen; *siehe Kapitel VII*

- Zahnprobleme: von außen und am Zahnfleisch direkt die Pastillen auflösen lassen und/oder mit Creme Nr. 1 einreiben
- Zerrungen

Nr. 2 Calcium phosphoricum, phosphorsaurer Kalk, CaHPO^2.2H^{2}O

- Knochenschmerzen
- Wachstumsschmerzen vor allem der Röhrenknochen bei Kindern, Beine abends vor dem Schlafen eincremen
- akute Urtikaria
- allergische Hautreaktion und Hautausschläge zusammen mit Nr. 4 und Nr. 8
- Allergische Reaktionen des Hals,- Nasen-, Rachraums: Hier auch Tropfen anwenden, *siehe Kap. IX*
- Herz- und Blutdruckregulierung: Bei Herzunruhe, erhöhtem Puls, Blutdrucksteigerung die leicht zugänglichen Arterien am Handgelenk, hinter den Ohren und über der Herzgrube eincremen
- Akute allergische Schockreaktion, bei Schwellungen mit Nr. 4 zusammen permanent einreiben und einnehmen
  - parallel dazu homöopathische Mittel wie Aconitum oder bei Insektenstichen Apis oder Vespa, bis ärztliche Hilfe eintrifft

Wenn keine Mittel eingeflößt werden können:
- Schwäche und Ohnmachten
- Schockzustände
- Kopfschmerzen nach geistiger Überanstrengung
- Druckkopfschmerz
- bei Kleinkindern mit Schlafstörungen und Einschlafproblemen als Salbe hinter den Ohren halsabwärts ohne Druck (Achtung Vertebralis)
- bei Säuglingen mit Entwicklungsschwäche: die Wirbelsäule und den Kopf (sehr sanft über den Schädelplatten und Fontanellen) salben

Nr. 3 Ferrum phosphoricum,
phosphorsaures Eisen, FePo4•4H2O D12

- Wunden; *siehe Kapitel VII*
- eiternde Wunden – auch nach Verbrennungen Nr. 4 + 5 + 6 + 10 + 11 einstreuen
- heiße, rote Zustände
- Schwellungen
- alle entzündlichen Prozesse
- vor körperlichen Anstrengungen; verhindert Muskelkater
- mangelnde Energie: Stirn einreiben
- Fieber: Stirn und auf leicht zugängliche Stellen des Gefäßsystems
- Schmerzen allgemein, solange keine genaue Einschätzung und Diagnose erfolgt ist
- **blutende Verletzungen** *siehe auch Kapitel VII*
- Pulverisiert auf Wunde streuen

Pastillen zerbröseln und einstreuen, dazu ist noch besser Pulver geeignet, wenn es zur Verfügung steht. Den Vorgang bis zur Blutgerinnung wiederholen, danach auf Kalium chlor. übergehen. Da der Milchzucker antiseptische Wirkung hat, kann das auch vor einer Reinigung der Wunde gemacht werden, bis zum Eintreffen der notärztlichen Hilfe.

Auf große, offene Wunden nie Cremes oder Salben auftragen, es bildet sich dann unter Abschluss der Poren Gewebewasser, es kann so zu Eiterungen kommen. Wundränder können als Heilunterstützung eingecremt werden.

Schürfwunden: Aus Pastillen oder Pulver mit Wasser, notfalls Spucke, eine Breiauflage machen. Nach Abtrocknen der Wunde kann mit Cremes gearbeitet werden.

- Quetschungen, Prellungen
- klopfende, pochende, brennende Schmerzen
- bei Sonnenbrand: Nr. 3 + Nr. 8 als Creme, Kompresse oder Tauchbad; *siehe Kapitel VII*
- Verbrennungen; *siehe Kapitel VII*

- bei brennender *Bindehautentzündung* + Nr. 4 + Nr. 8 als Salbe auf Augenlider

Nr. 4 Kalium chloratum, Kaliumchlorid, KCL

- alle weichen, teigigen Schwellungen
- wenn nach akuter Phase Exsudate auftreten
- Haut- und Schleimhautaffektionen mit Absonderungen: dick, klebrig, zäh, weiß-grau, fadenziehend, schwer löslich – nach Trocknen mehlartig
- Insektenstiche, auch mit Schockrektion (siehe Nr. 2)
- allergische Reaktionen
- Wucherungen an Gewebe, Narben
- Pigmentstörungen, weiße Flecken
- Grützbeutel, milchfarbige Warzen
- Gelenkentzündungen, geschwollene, nicht warme
- Grieskörner, Milien
- Krampfadern, Hämorrhoiden
- Cholesterinablagerungen (gerne um die Augen)
- Bei grippalen Infekten mit Schnupfen Creme in die Nase geben, je nach Sekretfarbe wechseln (siehe Absonderungen in Kap. VI)
- Husten: Bronchialbereichs und zwischen den Schulterblättern einreiben, je nach Sekretfarbe wechseln (siehe Absonderungen in Kap. VI + VII)
- Drüsenschwellungen
- Lymphknotenschwellungen
- Lymphstauungen nach OP: Nach Mamma-Ca entstehen häufig starke Lymphstauungen der Arme durch Entfernung der Achsel-Lymphknoten. Hier vor allem durch manuelle Hilfe (EPT-Therapie) und regelmäßiges Eincremen (Nr. 2 + 4 + 11 eventuell 1) die Ablagerung von Eiweißen im Gewebe vermeiden.
- chronische Entzündungen an den Gelenken, rheumatische und arthritische Beschwerden + Nr. 1 + 8 + 9 + 11; besonders bewährt bei Knieproblemen

- Wunden, die Sekret absondern, Ulcus crusis: Bei allen offenen Wunden sollte Pulver eingestreut werden (Pastillen nur im Notfall, da sich der Bindestoff Weizen- oder Kartoffelstärke nicht auflöst und so harte Krusten bilden kann). Der Milchzucker wirkt desinfizierend, je nach Aussehen des Sekretes und dem Geruch der Absonderung die entsprechenden anderen Salze zu Nr. 4 dazugeben. Die Wundränder sollten gleichzeitig mit Crememischung 4, 6 und 1 behandelt werden.

Nr. 5 Kalium phosphoricum

- Muskelschwäche, -schwund, -zittern, -schmerzen
- Antriebsschwäche: rechts und links der Wirbelsäule (Sympaticusanregung)
- Bei Vergesslichkeit und bei Konzentrationsstörungen Stirn einreiben, auch zum geistig Wachwerden z. B. beim Lernen, geistiger Arbeit
- übelriechende Wunden (Pulver einstreuen)

Nr. 6 Kalium sulfuricum —> schwefelsaures Kali

- bei allen braun-gelben Verfärbungen
- Warzen
- Hautauflagerungen; *siehe Kap. VII*
- Alters- / Leberflecke
- Ekzeme
- Neurodermitis
- Juckreiz, lokal und wandernd
- flechtenartige Hautprozesse
- Verdauungsstörungen mit Beschwerden im Oberbauch
- Hartleibigkeit
- Blähungen, vor allem kurz nach dem Essen: Oberbauch einreiben ev. mit Nr. 7.
- Herzschmerzen bei gleichzeitigem Blähbauch
- Schleimhautaffektionen
- Hämorrhoiden + Nr. 1

Nr. 7 Magnesium phosphoricum D6

- hektische Flecken z. B. am Hals
- rötliche Warzen oder Narben
- alle Koliken der Hohlorgane Blase, Galle, Gebärmutter
- Dreimonatskoliken bei Babys
- Blähungen, die nicht abgehen wollen
- als Schmerz und Entkrampfungsmittel
- Ischialgie
- Menstruationsbeschwerden
- Kopfschmerz, krampfartig
- Kopfschmerz, vom Nacken hochziehend
- Einschlafstörungen
- erhöhter Puls; überm Herzen einreiben
- allgemeine Herzbeschwerden; über dem Herzen einreiben + Nr. 2
- Migräne
- Wadenkrämpfe
- Schmerzen nach körperlicher Anstrengung

Nr. 8 Natrium chloratum → NaCl

- bei allen Verbrennungen; siehe Nr. 3, Verbrennungen
- brennende Schmerzen
- Mittel der 1. Hilfe mit Nr. 3 kombiniert; *siehe Notfallbehandlungen*
- Sonnenbrand; *siehe Kapitel VII*
- vorbeugend gegen Sonnenbrand Cremes mit Nr. 3 + 6 + 8
- Sonnenstich + Nr. 2
- Insektenstiche – innerlich; dazu und Pastillen zerbeißen und Brei auflegen
- allergische Reaktion bei Stichen mit Nr. 2 + 4
- Gelenkbeschwerden
- Störungen im Wasserhaushalt, Ödeme

Nr. 9 Natrium phosphoricum, Natriummonohydrogenphosphat

- bei Akne
- Altersakne mit Nr. 4 + 6
- Neuralgie
- Weichteilrheumatismus
- rheumatische Beschwerden
- Gelenkbeschwerden
- Mitesser
- Pickel
- fettige Haut
- Blähungen
- Bauchauftreibung durch zuviel Luftansammlung
- saure Hautreaktionen
- Arthrose, Arthritis

Nr. 10 Natrium sulfuricum, schwefelsaurer Natron, Glaubersalz

- grünlich-gelbe Hautverfärbungen
- blaue Flecken, Endstadium bei Hämatomen
- Ödeme, beim Eindrücken bleibt ein Delle
- offene, nicht heilenden Wunden: als Pulver einstreuen, auch in offene Beine
- Mittel der 1. Hilfe bei Erfrierungen (Wintersport)
- zur Vorbeugung beim Skifahren → bei akuten Erfrierungen von innen geben + kalte Bäder oder Umschläge, 1 Essl. Nr. 10 pro Liter
- Schmerzen über dem Ischias/ISG
- Ischialgie
- Gewebeschmerzen der Extremitäten
- Gicht

Nr. 11 Silicea,
Kieselerde, Kieselsäure

Silicea öffnet Prozesse, die keinen eigenen Ausgang haben.

- Abszesse
- Eiterpickel
- Fremdkörper, z. B. Dornen unter der Haut
- Blutergüsse, blaue Flecken
  Abbau des geronnenen Blutes im Gewebe mit Nr. 4; mit Nr. 10, wenn gelb-grün werdend
- frische Prellung, bevor es zum Hämatom kommt: Mit Nr. 4 kombiniert vermeidet es Einblutungen und/oder parallel zu Arnica bei Verletzungen
- Nr. 3 + 4 + 11 als »Anti-Beulen-Creme« bei Kindern direkt nach Stürzen usw.
- rheumatische Erkrankungen
- Fett- und Kalkablagerungen im Gewebe
- Arthrose-Ablagerungen
- Gicht, Harnsäure
- Hautpflegemittel gegen Falten, für Elastizität mit Nr. 1. Strafft und polstert die Haut auf, ist das Verjüngungsmittel
- Cellulitis
- Knochen- und Gewebebrüche + Nr. 1 + 2
  - Bei Leisten- und Narbenbrüchen haben sich Packungsauflagen bewährt
  - Bei Gelenkbeteiligung + Nr. 1 + 2 + 8
- Krampfadern, Besenreiser + Nr. 1 + 4
- Haarausfall → Packungen machen ev. mit Nr. 21
- Nägel, zu weich mit weißen Flecken
- Neuralgien + Nr. 5
- Knochen- und Gewebebrüche + Nr. 1 + 2
  - Bei Leisten und Narbenbrüchen haben sich Packungsauflagen bewährt
  - Bei Gelenkbeteiligung + Nr. 1 + 2 + 8

- Narben: Regeneriert die Reizübertragung und lässt die Narbe glatt abheilen + Nr. 1; *siehe Kapitel VII*
- Taubheitsgefühle im Narbenbereich, oder von dort ausgehend
- Schwangerschaft; *siehe Kapitel VII*

Achtung: Metallteile, die nicht mit den Knochen verwachsen sind, z. B. Granatsplitter u.ä., können wandern, wenn Silicea genommen wird.

KAPITEL VIII
NOTFALL-BEHANDLUNGEN

1. Herz- und Kreislaufversagen:
grundsätzlich Nr. 2 + Nr. 5 + Nr. 7

- → Bei Ohnmachten Cremes verwenden oder die Pastillen zerbeißen und den Brei an den Gaumen schmieren.
- → Zusätzlich die kleinen Finger in Höhe des Nagel mit leichtem Druck reiben (Herzmeridian, kann absolut lebensrettend sein).

2. Schmerzen und Koliken:
Nr. 7 Magnesium phosphoricum

- Als heiße 7 in kurzen Abständen schluckweise trinken.
- Creme Nr. 7 über der betroffenen Köperzone auftragen.

3. Allergische Reaktionen

- Nach Pflanzen und Tierkontakt:
  Nr. 2 Calcium phosphoricum und Nr. 4 Kalium chloratum je 10 Stück sofort lutschen und danach alle 2–3 Minuten 3 Stück je Sorte. Nach Abklingen der Symptome Einnahmeabstände vergrößern.
  → Auf die Kontaktstelle Brei oder Creme der beiden Salze auftragen.
- Nach Insektenstichen
  Nr. 2 Calcium phosphoricum, Nr. 3 Ferrum phosphoricum und Nr. 4 Kalium chloratum je 10 Stück sofort lutschen und danach

alle 2–3 Minuten 3 Stück je Sorte. Nach Abklingen der Symptome Einnahmeabstände vergrößern.

Auf die Kontaktstelle Brei oder Creme der beiden Salze auftragen.

Bei bekannter Allergie gegen Bienen- oder Wespengift sollte man stets die homöopathischen Mittel Apis und Vespa carbo in C200 greifbar haben. Nach einem Stich sofort 3 Globuli im Mund zergehen lassen und nach 15 bis 30 Minuten wiederholen. Diese Gaben können parallel zu den Schüßler-Salzen erfolgen.

4. Vergiftungen:

Grundsätzlich bei allen Vergiftungen Nr. 4 Kalium chloratum und Nr. 10 Natrium sulfuricum einsetzen; bei Vergiftungen durch Schwermetalle die Nr. 8 Natrium chloratum zusätzlich. Nach verdorbener Nahrung oder Lebensmittelvergiftung zusätzlich die Nr. 5 Kalium phosphoricum geben. Dosierungen wie bei allen Akutfällen.

Kontakt mit Tieren, Pflanzen, Chemikalien, Arzneimitteln u.a. können auch Vergiftungserscheinungen auslösen, die nicht mit denen der allergischen Reaktion gleichzusetzen sind, ein oft quaddelähnlicher Ausschlag, häufig brennend und juckend.

Insekten können Vergiftungen auslösen, da sie vorher Giftstoffe wie Düngemittel und Pestizide aufgenommen haben. Das geschieht in den letzten Jahren sehr häufig bei Mückenstichen, es kommt dabei schnell zu sich ausbreitenden Hautreaktionen, oft treten Kopfschmerzen und Übelkeit auf. Hier auch die Salze sowie Creme der Nr. 4 und Nr. 10 verwenden, bei heißen Rötungen die Nr. 3 zusätzlich.

Die weitere Behandlung sollte nach dem jeweiligen Aussehen und dem Schmerzverhalten gestaltet werden.

5. Verletzungen:
Erstes Mittel ist Nr. 3 Ferrum phosphoricum

- blutende Verletzungen: Nr. 3 Ferrum phos. pulverisiert auf Wunde streuen.

Pastillen zerbröseln und einstreuen, dazu ist noch besser Pulver geeignet, wenn es zur Verfügung steht.

Den Vorgang bis zur Blutgerinnung wiederholen, danach auf Nr. 4 Kalium chlor. übergehen. Da der Milchzucker antiseptische Wirkung hat, kann das auch vor einer Reinigung der Wunde gemacht werden und/oder bis zum Eintreffen eventuell notwendiger notärztlichen Hilfe.

Auf große, offene Wunden nie Cremes oder Salben auftragen, es bildet sich dann unter Abschluss der Poren Gewebewasser, das kann zu Eiterungen führen.

Wundränder als Heilungsunterstützung eincremen mit Nr. 3 Ferrum phos. und Nr. 1 Calcium fluor.

- Schürfwunden: Aus Pastillen oder Pulver Nr. 3 Ferrum phos. mit Wasser, notfalls Spucke, eine Breiauflage machen → nach Abtrocknen der Wunde kann mit Cremes gearbeitet werden.
- Quetschungen, Prellungen: Sobald Schwellungen auftreten, Nr. 3 Ferrum phos. mit Nr. 4 Kalium chlor. kombinieren.
- Schmerzen, klopfende, pochende, brennende
- Sonnenbrand: Nr. 3 Ferrum phos. + Nr. 8 Natrium chlor. als Creme, Kompresse oder Tauchbad.

Bei allen größeren Verletzungen ist es sinnvoll, parallel Arnica als homöopathisches Mittel zu geben, hier hat sich die C30 bewährt. So schnell wie möglich nach der Verletzung gegeben, so werden oft Schwellungen, Schmerzen und Hämatome verhindert. Alle 30 Minuten wiederholen, bis die Schmerzen nachlassen. Bei Besserung der Beschwerden die Abstände vergrößern auf alle zwei Stunden und bei weiterer Besserung auf 1–2-mal täglich.

Tritt die Verletzung durch Schock ein, sollte vor dem Arnica noch Aconitum gegeben werden.

6. Verbrennungen:

Bei Verbrennungen nur handwarmes Wasser anwenden. Kaltes Wasser zieht die Gefäße zusammen, erleichtert nur für wenige Sekunden, danach kehrt der Schmerz zurück.

- → 1. Grad Nr. 3 Ferrum phosphoricum und Nr. 8 Natrium chloratum
  - mit Kompresse: Je 10 Pastillen in 50 ml Wasser auflösen, Stelle damit betupfen oder Mulltuch tränken und auflegen.
  - Breiauflage aus Pastillen oder Pulver: Mit Wasser oder Creme, notfalls Spucke einen Brei anmischen und auftragen.
  - Nach Abtrocknen der Wunde kann mit Cremes gearbeitet werden.
- → 2. Grad Nr. 3 Ferrum phosphoricum und Nr. 8 Natrium chloratum
  - Kompresse: mit flüssigem Brei.
  - Tauchbad: Bei Körperstellen, die in Schüssel, Bidet u. ä. eingetaucht werden können, auf 1 Liter Leitungswasser je 15 Pastillen geben und verletzte Stelle ins handwarmes Wasser halten, bis der Schmerz nachlässt.
  - Parallel von innen Nr. 3 + Nr. 8 alle 5 Minuten lutschen, bis der Schmerz nachlässt.
  - Parallel kann homöopathisch gegeben werden: Aconitum gegen Schockwirkung, Causticum gegen sehr starke Schmerzen, Cantharis bei brennenden Schmerzen und bei Verbrennungen großer Körperteile, Urtica Arens, wenn die Verletzung aussieht wie von Brennnesseln verbrannt und große, wässrige Pusteln hat.
- → 3. Grad: ärztliche Behandlung erforderlich!
  Maßnahmen, bis der Arzt eintrifft:
  - Nr. 3 + 8 + 5; nur als Pulver aufstreuen.
  - kein Wasser anwenden!
  - Salze Nr. 2 + 3 + 5 + 8 innerlich als Schockdosis mit 20 je Sorte aufgelöst trinken lassen.

- Homöopathische Mittel wie bei 2. Grad einsetzen.
- Rescuetropfen (Bachblüten-Notfallstropfen) zur Stabilisierung geben.

→ Abheilende Brandwunden, sobald Krustenbildung vorhanden, mit den Salzen Nr. 1 + Nr. 5+ Nr. 6 + Nr. 8 + Nr. 11 behandeln.

- Zur Hautregeneration die Mischung als Creme auftragen.
- Bei Rötung der Narbe mit Nr. 7 Magnesium phos. kombinieren.
- Nach 2–3 Monaten von Therapeuten mit Narbenentstörung nach Penzel behandeln lassen, das behebt eventuelle Nervenleitstörungen, Taubheitsgefühle (siehe auch bei äußerer Anwendung: Narben).
- Glättet die Narben und Haut, ist auch bei sehr alten Narben noch wirksam.

KAPITEL IX

BEHANDLUNG SPEZIELLER ERKRANKUNGEN

Bei den hier beschriebenen Behandlungsformen ist eine therapeutische Begleitung notwendig, um alle ganzheitlichen Aspekte berücksichtigen zu können. Sie sollten keinesfalls im Alleingang Medikamente absetzen. Umstellungen können – zur eigenen Sicherheit – nur mit entsprechender Begleitung und Kontrolle vorgenommen werden.

1. Allergie und Autoimmunerkrankung
(Störung der Eiweißsynthese)

Die allergische Reaktion des Körpers ist die Antwort auf eine Information oder Substanzzufuhr, die er nicht verarbeiten oder verstoffwechseln kann.

Häufig treten allergische Reaktionen auf bei:

- Nahrungsmitteln mit tierischem Eiweiß
- Kuhmilch und Kuhmilchprodukten
- Gräsern, Baum- und Blütenpollen
- Milben, Hausstaub
- Tierhaaren, Insektenstichen
- Kontakt mit Tieren und Pflanzen

Mit Hilfe von Nr. 2 Calcium phosphoricum werden Eiweiße aus der Nahrung in körperverwendbare Eiweiße umgewandelt. Der phosphorsaure Kalk gibt der Verbindung den nötigen Halt. Diese Eiweißsynthese findet in der Leber statt. Sie produziert ca. 80 %

der Bluteiweiße, die von dort zur weiteren Spezialisierung an die anderen Gewebe und Organe weitergeleitet werden.

a) Allergische Reaktionen sind das äußere Anzeichen dafür, dass der Körper zugeführte Fremdeiweiße nicht verarbeiten kann.

Mit Hilfe von Calcium phosphoricum können die meisten allergischen Reaktionen auf tierische und pflanzliche Stoffe ausgeglichen werden. Dazu sind Kombinationen mit anderen Mineralstoffen erforderlich. Generell ist die Nr. 4 parallel zu nehmen. Die Nr. 8 ist dann sinnvoll, wenn Schnupfen mit klarem, wässrigem Sekret (»läuft wie Wasser« = Fließschnupfen) auftritt oder Verstopfung der Nase mit Fließschnupfen abwechselt. Ebenfalls sinnvoll ist die Nr. 8 bei sehr schlecht lösbaren Sekreten in den Bronchien. Hierbei unterstützt auch der Einsatz von Nr. 11.

b) Nicht verarbeitetes Eiweiß wird im Bindegewebe abgelagert, dann führt es zu Fettleibigkeit oder es wird zur Harnsäure verstoffwechselt, die den Körper dann in Geweben und Gelenken belastet und zu z. B. rheumatischen Erkrankungen führt.

c) Es entsteht oft gleichzeitig ein Mangel an Kalium chloratum.

d) Die Behandlung kann langfristig sein. Während der Anfangsphase ist es sinnvoll, den Allergie auslösenden Stoff zu meiden. Ist die Person weitgehend symptomfrei, kann mit geringer Konfrontation mit dem Stoff begonnen werden.

e) Es sollte parallel längere Zeit auf tierische Eiweiße, vor allem jedoch auf Kuhmilchprodukte, verzichtet werden.

f) Bei Heuschnupfen ist es gut, ein halbes Jahr vor der nächsten Blütezeit der Allergieauslöser mit der Behandlung zu beginnen. Dann ist die Eiweißverarbeitung bereits verbessert, ehe die erste Konfrontation beginnt.

g) Im Akutfall muss der Körper mit sehr hoher Dosierung der Nr. 2 Calcium phos. und Nr. 4 Kalium chlor. unterstützt werden.

Diese sollten dann mit je 2–5 Stück im Abstand von 15 Minuten genommen werden. Sobald sich Linderung einstellt, auf stündliche Einnahme umstellen und über 2–3 Tage weiterführen. Danach kann auf eine Tagesdosis von 25 reduziert werden.

Diese Dosis sollte bis zum Abklingen aller Symptome so weitergeführt werden. Anschließend zur Stärkung des Systems mit einer Dosierung von 12–15 Stück weitermachen.

h) Die Begleitung durch einen Therapeuten, der auch andere Begleitmaßnahmen vornimmt, ist ratsam.

2. Hormon- und Drüsenhaushalt

Durch künstliche Hormone gerät die Hypophyse in Panik. Diesen Grundsatz sollten wir bei allen Erkrankungen im Drüsensystem berücksichtigen. Sie ist die Schaltzentrale in einem empfindlichen System. Wenn an einem ihrer Schaltkreise »gefummelt« wird, gerät ihr Gleichgewicht außer Kraft.

Das heißt, dass, wenn wir z. B. die Schilddrüse überstrapazieren, das Auswirkungen auf den gesamten Hormonhaushalt haben kann, z. B. auf die Eierstöcke. Gleiches gilt für die Anti-Babypille usw. Auch Umwelteinflüsse können störend wirken, hier vor allem Radioaktivität sowie Elektro- und Funkstrahlenbelastung.

Durch die starken Umwelt- und Ernährungsbelastungen haben viele Menschen einen starken Mangel an Nr. 4 Kalium chloratum. Da dieser Mineralstoff grundlegend an allen Hormon- und Drüsenaktivitäten beteiligt ist, entstehen oft schon früh Funktionsstörungen. Bemerkbar machen sie sich zu Beginn der Pubertät, wenn z. B. die Menstruation Beschwerden bereitet und/oder unregelmäßig ist. In dieser Kombination entsteht dann auch ein Defizit an Nr. 7 Magnesium phosphoricum. Daher sollten zur Grundunterstützung des Drüsensystems bei allen Störungen die beiden Mineralien Nr. 4 Kalium chlor. und Nr. 7 Magnesium phos. über einen langen Zeitraum eingenommen werden.

Bei Menstruationsbeschwerden wirken auch Kombinationen mit anderen Mineralstoffen. Sie können diese im Repertorium nachschlagen.

Bei Beschwerden der Schilddrüse, gleich welcher Art, sind die beiden Mineralien Nr. 4 und Nr. 7 erforderlich, um das Grundgleichgewicht wiederherzustellen.

Bei Knoten und Zysten müssen zusätzlich die entsprechenden Mineralien ergänzt werden. Zusätzlich sind oft die Nr. 14 Kalium bromatum und die Nr. 15 Kalium jodatum der Ergänzungssalze notwendig.

Ist die Jodverarbeitung gestört – ein Jodmangel liegt nur höchst selten vor –, sorgen diese Ergänzungssalze für die Regulierung. Beschwerden sind u. a. ein Kloßgefühl im Hals und häufiges Räuspern. Besonderes Zeichen für ein Defizit der Nr. 14 Kalium bromatum ist die Unruhe der Hände. Menschen können die Hände nicht still halten, spielen ständig mit etwas oder drehen die Finger umeinander.

Behandlung nach Schilddrüsenentfernung

Die Form der Nachbehandlung richtet sich nach der Größe der OP. Wurde ein Teil der Schilddrüse entfernt, sind Stabilisierungen des Hormonhaushaltes gut zu erreichen. Die Medikation mit Hormonen und Jodit können im Laufe der Behandlung reduziert und oft auch abgesetzt werden. Dies ist nur über einen langen Zeitraum zu erreichen und bedarf der therapeutischen Begleitung.

Behandlung:

Grunddosierung: Nr. 4 Kalium chlor. und Nr. 7 Magnesium phos. jeweils 20 Stück, Nr. 15 Kalium jodatum täglich 2- bis 3-mal 3 Stück.

Nr. 15 Kalium jodatum kann bei Kloßgefühl erhöht werden.

Bei gleichzeitigen nervösen Beschwerden, Schlafstörungen und Unruhe: 3-mal 3 Nr. 14 Kalium bromatum.

Die Grunddosierung mindestens sechs Monate einnehmen, dann kann die Thyroxin-Medikation um 25 % gesenkt werden. Wichtig ist die genaue Beobachtung des Befindens, um auf die auftretende Symptome sofort reagieren zu können.

Grundsätzlich ist es sinnvoll, Medikationsumstellungen bei Schilddrüsenbeschwerden mit einem Therapeuten gemeinsam durchzuführen.

3. Diabetes mellitus

Zur Grundbehandlung gehören die Mineralstoffe Nr. 6, Nr. 7 und Nr. 10.

Die Ursachen der Diabetes sind in der Stoffwechselstörung des Leber-Galle-Bauchspeicheldrüsen-Haushaltes zu suchen.

Grundlagen der Behandlung sind z. B.:

- Umstellung der Ernährung auf vollwertige, biologische Kost
- regelmäßige körperliche Bewegung
- Leberentgiftung
  - phytotherapeutisch: mit Taraxacum, Cardus marianus und Chelidonium im Wechsel z. B. als Urtinktur von Alcea
  - homöopathisch: nach dem Essen Taraxacum und Cardus abwechselnd je 5 Stück in der D2, Chelidonium bei Beschwerden und abends vor dem Schlafen 5 Stück
  - Leberreinigung nach Clark alle 6–8 Wochen
  - MAC oder Zeolith Präparate

Bei der Einnahme von Schüßler-Salzen entspricht 1 Pastille = 0,02 BE. Wir haben festgestellt, dass die meisten Diabetiker nicht mit einer Erhöhung des Messwertes reagieren. Sollte das jedoch vorkommen, kann man auf die alkoholischen Dilutionen der Salze überwechseln oder die Pastillen filtern.

Filtern

Milchzucker und Formstoff abfiltern: Salze in kaltem Wasser ansetzen, umrühren, ca. 10–15 Minuten stehen lassen, dann durch einen Papierfilter gießen.

4. Bluthochdruck

Werden für einen Bluthochdruck keine organischen Ursachen festgestellt, etwa Nierenschäden, dann dürfen wir meist von einer ernährungsbedingten Zivilisationskrankheit ausgehen:

- zu viel und falsches Essen
- zu wenig und falsches Trinken
- zu wenig Bewegung

Ändert der Patient einen oder mehrere dieser Auslöser, kann mit relativ schneller Besserung gerechnet werden.

Unterstützen können ihn die Mineralstoffe Nr. 2 Calcium phosphoricum, Nr. 5 Kalium phosphoricum und Nr. 7 Magnesium phosphoricum. Es kann auch ein Grundmangel an diesen Mineralien vorliegen, die Kombination mit den o.a. Problemen kommt am häufigsten vor. Die Antlitzdiagnose gibt über die vorhandenen Mängel am schnellsten und sichersten Auskunft.

Zu Beginn der Behandlung beginnen wir mit je 20 Pastillen der Nr. 2 und Nr. 7. Bei Blutdruckspitzen zu bestimmten Tageszeiten kann die Dosierung erhöht werden.

Wichtig ist von Anfang an die Führung eines Messbuches. Der Druck und Puls sollten mindestens täglich einmal, etwa zur gleichen Tageszeit, gemessen werden.

Werden Medikamente zur Blutdrucksenkung eingenommen, sind die Mineralien parallel zu nehmen.

Erst nach Ablauf von ca. sechs Wochen und der Reduzierung der Blutdruckwerte kann eine Medikation reduziert werden. Das muss besonders langsam erfolgen, z. B. erst um $1/4$ der täglichen Menge. Reduziert sich der Druck in den nächsten drei Monaten weiterhin, senkt man wieder um $1/4$.

Wichtig: Nicht alleine experimentieren! Veränderungen nur in Absprache und Begleitung durch die Therapeuten vornehmen.

5. Osteoporose

Folgende Mischung der Schüßler-Salze über einen langen Zeitraum einnehmen: Nr. 1, Nr. 2, Nr. 7 Nr. 8 und Nr. 11.

Der Calcium-Einbau in den Knochen wird durch die gleichzeitige Gabe von Magnesium gefördert. Dass sich die beiden Mineralien gegenseitig behinderten, ist eines der hartnäckigsten Märchen in der Medizin, ausgelöst durch eine alte Studie, deren Ergebnisse falsch interpretiert wurden.

Viel Bewegung und frische Luft fördern die Regeneration der Knochen. Bei starker Osteoporose kann Calcium auch in Form von

Muschelkalkpräparaten zusätzlich zu den Schüßler-Salzen genommen werden. Besonders gut gelingt die Calcium-Aufnahme aus pflanzlichen Nahrungsmitteln, dabei vor allem aus Nüssen und Getreide. Am meisten ist es im Sesam enthalten, es gibt auch entsprechende Calcium-Präparate aus Sesam.

Die Deckung des Calciumbedarfs über Kuhmilchprodukte ist leider ein Märchen. Wie Studien gezeigt haben, ist die Knochendichte bei den Völkern am besten, die wenig Kuhmilchprodukte zu sich nehmen und wenig tierisches Eiweiß verzehren, siehe hierzu Kap. X: Ernährung – Milch.

Inzwischen ist auch der Zusammenhang zwischen Säurehaushalt und Knochen- und Gelenkproblemen nachgewiesen. Siehe hierzu Kap. Xb.

KAPITEL X
ERNÄHRUNG

Das Thema Ernährung ist in den letzten Jahren sehr strapaziert worden. Es gibt so viele unterschiedliche Informationen, dass man oft die Lust verliert, sie sich anzuhören. Daher beschränke ich mich bewusst auf die mir wichtigen Grundinformationen.

I. Flüssigkeitsaufnahme

1. Körperstoff Wasser

Da einfachste und älteste Heilmittel der Welt ist Wasser.

Der bekannte Arzt und Buchautor Dr. Batmanjeledi sagt, dass wir ca. 80 % der Erkrankungen nur mit Wasser heilen könnten.

A. Wie viel soll der Mensch trinken?

Pro 35 kg Körpergewicht 1 Liter; Erwachsene als Faustregel durchschnittlich 2 Liter täglich, Kinder siehe Punkt 4.

B. Was soll getrunken werden?

Hierbei müssen wir unterteilen zwischen:

1. **Körperstoff**, 2. **Getränke und Lebensmittel** sowie 3. **Genussmittel** und 4. **Heilmittel**.

1. **Wasser** ist Körperstoff, aber nur klares, reines Wasser ohne Kohlensäure (Säure säuert!, siehe Säurehaushalt).

Die Bezeichnung Körperstoff wurde von mir gewählt, die Funktionserklärung finden wir jedoch heute bei vielen Autoren. Der Körper besteht hauptsächlich aus Wasser, mit Ausnahme der organischen und anorganischen Bestandteile. Jeder weiß, wie schnell der Mensch stirbt, wenn er dehydriert (austrocknet). Wir wissen auch, wie schnell das möglich ist, z. B. bei schweren Durchfällen. Daher ist klar, dass Wasser für uns essenziell (lebensnotwendig) ist.

Ohne ausreichend Wasser ist der Körper in seinen Grundfunktionen gestört:

→ Aufbau der Gewebe: Bindegewebe und Muskeln sähen ohne Wasser aus wie nicht aufgegangener Blätterteig.

→ Transport der Stoffe in die Zelle: Nährstoffe kommen nicht mehr an ihren Bestimmungsort, die Funktion der Organe wird eingeschränkt und kommt letztlich zum Erliegen.

→ Transport aus der Zelle: Der »Müll« bleibt liegen, verstopft die Lymph-Gänge nach draußen. Giftstoffe werden wieder rückresorbiert; wir »ersticken in unserem Müll«.

→ Erhalt der Gehirnfunktion: Die Gehirnzellen erneuern sich nicht wie andere Zellen, sind daher auf ausreichende Versorgung mit Wasser besonders angewiesen, sonst entstehen demenzielle Erkrankungen.

→ Zellteilung: Die Entstehung neuer Zellen ist vom Vorhandensein des Wassers abhängig (Zelle zieht Wasser an, quillt auf und teilt sich, siehe auch Nr. 8). Keine Zellteilung heißt keine Zellerneuerung, also keine Regeneration und fortschreitender Zelltod = Tod.

Das hört sich dramatisch an, kann auch so sein. Meist nähern wir uns diesem Zustand in kleinen Schritten, und das Ergebnis, die auftretenden Warnsignale der Körpers, bezeichnen wir dann fälschlicherweise als Krankheit.

Der »Müll« wird in Form von Fett auf den Hüften gelagert. Arthroseablagerungen in den Gelenken und Säurereste machen uns steif und unbeweglich. Wir »mumifizieren« uns innerlich und wollen dann noch mit Medikamenten (zusätzlichem Müll) geheilt werden.

Solange es sich nicht um Verletzungen und Notfallsituationen handelt, sollte man bei Unwohlsein und körperlichen Beschwerden erst zu Wasser greifen. Viele Kopfschmerzkandidaten werden sich wundern, wie gut dieses Heilmittel ist.

a. Welches Wasser ist geeignet?

»Frachtfreies« Wasser mit möglichst wenig Zusätzen bzw. Inhaltsstoffen. Die hoch mineralhaltigen Wässer, die als gesund angepriesen werden, weil sie unseren Mineralstoffbedarf decken, sind mit Vorsicht zu genießen. Die komplexen Moleküle dieser Mineralstoffverbindungen muss der Körper verarbeiten können. Bei gestörter Stoffwechsellage ist das oft nicht möglich, sodass die großen Komplexe nicht aufgelöst und verarbeitet werden können. Im besten Fall werden sie ausgeschieden, vielfach bleiben sie aber als Ablagerungen und Steine im Körper. Beim gesunden Menschen können sie in Kombination mit den Schüßler-Salzen zur Mineralstoffversorgung genutzt werden, beim Kranken jedoch nicht.

Ausnahmen sind therapeutisch eingesetzte Heilwässer, siehe unter 4.

b. Frachtfrei

Diesen Begriff und den Vergleich nehme ich gerne zur Verdeutlichung, wenn meine Patienten sagen: »In der Apfelschorle ist doch auch Wasser.« Klar ist welches drin, der Körper muss es sich aber erst mal herausarbeiten, dass heißt, er muss alle anderen Inhaltsstoffe verstoffwechseln, ehe er das Wasser nutzen kann.

Es ist so, als ob wir mit einem vollgeladenen LKW einen Umzug machen wollten. Auf diese Idee kommt sicher so schnell niemand, oder?

c. Leitungswasser

Je nach Herkunft und Zusammensetzung ist Leitungswasser in Deutschland als Trinkwasser hervorragend geeignet.

Erkundigen Sie sich bei Ihrem Wasserwerk nach der Herkunft. Wasser aus Talsperren und Quellen ist unbedenklich. Nicht verwenden sollte Sie Uferfiltrate aus dem großen Flüssen (in Köln z. B. aus dem Rhein).

Über die verwendeten Zusätze informiert ebenfalls das Wasserwerk. Chlor ist unbedenklich, da es sich an der Luft sofort mit dem Sauerstoff verbindet und als unschädliches Gas entweicht. Füllen Sie das Wasser in einen Krug und lassen Sie es eine Weile stehen.

Kalkhaltiges Wasser (über Härte 4) sollten sie abkochen, um den Kalk auszufällen.

2. Getränke und Lebensmittel

Dazu rechnen wir Flüssigkeiten und Lebensmittel, die einen Teil des Wasserbedarfs indirekt abdecken können. Da sind **naturreine Früchte- und Kräutertees sowie Obst- und Gemüsesäfte, Obst und Gemüse mit hohen Wasseranteilen und deren wässrige Zubereitung, z.B. Gemüsesuppen.**

Obst- und Gemüsesäfte sollten, um der gesundheitlichen Ernährung gerecht zu werden, beim Trinken schluckweise eingespeichelt werden. Nur dann kann der Körper die nutzbaren Stoffe wirklich verwerten.

Milch und Milchprodukte sind keine Getränke!

Ein Anteil der aufzunehmenden Flüssigkeit kann zu ca. 25–40 % durch Gruppe 2 abgedeckt werden.

Alle Produkte sollten naturrein sein und möglichst aus ökologischem Anbau stammen. Alle mit künstlichen oder sog. naturidentischen Aromen versehene Produkte sind schädlich und belasten den Körper.

3. Genussmittel

Zu dieser Gruppe gehören Kaffee, Schwarzer und Grüner Tee.

Viele Untersuchungen zeigen die positiven wie die negativen Wirkungen dieser Produkte auf. Hier entscheidet, wie bei vielen Dingen, die Menge. Grundsätzlich gilt: Kaffee, Schwarzer und Grüner Tee haben einen ausscheidungsanregenden Einfluss auf die Nieren. Damit »zwingen« sie den Körper, Flüssigkeit auszuscheiden, sodass kein wirklicher Zufluss entsteht. Daher sollte jede Tasse dieser Genussmittel durch die gleiche Menge reines Wasser ausgeglichen werden, etwa wie früher in südlichen Ländern oder z. B. in Österreich in der Gastronomie, nämlich zum Kaffee ein Glas mit Wasser.

Genussmittel sollten wir genießen, nicht konsumieren (Sucht), dann folgt für den Körper auch nicht die Reue. Wenn wir gesund sind, dann sind 1–2 Tassen Kaffee oder Schwarze Tee pro Tag sicher ein Genuss, wenn wir den Flüssigkeitsbedarf mit Wasser entsprechend ausgleichen (siehe auch Säurehaushalt).

Weglassen sollten wir diese Genüsse bei bestehenden Stoffwechsel- und Herz-Kreislauf-Erkrankungen.

4. Heilmittel

Wollen wir Tee oder Heilwasser zur gesundheitlichen Förderung oder Heilung einsetzen, müssen diese zusätzlich zur normalen Wasserration getrunken werden.

Die wirksame Tagesmenge Heilwasser/Tee liegt nicht über 0,75 Liter, der Rest sollte mit mineralstoffarmen Wasser abgedeckt werden.

Handelt es sich um ausscheidungsfördernde Wirkungen, müssen wir die Wassermenge sogar um 1 bis 2 Liter erhöhen, z. B. bei Fastenkuren oder bei Blasen- und Nierenerkrankungen, um die gelösten Schadstoffe auszuscheiden.

Hier helfen die Wirkstoffe der Heilmittel, die auszuscheidenden Stoffe zu lösen, zu binden und auszuscheiden. Das Wasser ist dann für den Austransport zuständig. Ist zu wenig Wasser da, werden die auszuscheidenden Stoffe wieder rückresorbiert und an anderer Stelle abgelagert. Wird dies nicht berücksichtigt, tritt die gewünschte Wirkung beim Fasten oder bei Kuren nicht oder nur langsam ein.

Tees sollten als Heilmittel nicht länger als sechs Wochen angewendet werden, besser ist es sogar, die Mischung nach drei Wochen zu ändern. Die Reizwirkung auf den Körper lässt sonst nach oder kann sich sogar umkehren. Kamillentee wirkt z. B. beruhigend auf Magen und Darm, trinkt man ihn aber über einen langen Zeitraum täglich, dann weicht die Darmschleimhaut auf, und es können Durchfälle entstehen. Nach einer Pause von zwei Wochen kann wieder die gleiche Sorte verwendet werden.

5. Kinder und Babys

Babys sollten je nach Stillmenge ab dem 3. Lebensmonat ca. 250 ml Wasser trinken, ab dem 6. Monat ca. 500 ml. Sobald das Kind läuft und mehr Bewegung hat, einen Liter und mehr. Zum Aufbau der Strukturen wird Wasser benötigt, sodass die Menge in Verhältnis zum Körpergewicht höher ist als beim Erwachsenen. Das ist vor allem bei höheren Temperaturen wichtig. Kinder sollten nur reines Wasser bekommen. Gut ist, wenn den Kindern ca. 25 % der Tagesmenge an Flüssigkeit in Form von Obst gereicht werden.

Kräutertee sollte nur als Heilmittel angewendet werden und nie länger als drei Wochen täglich gegeben werden. Die medizinische Wirkung des Tees kann sich danach verkehren und gesundheitliche Schäden auslösen. Halten Störungen länger an, ist es ratsam, einen Therapeuten hinzuzuziehen.

Fruchtsäfte und deren Mischungen sind zur Deckung des Wasserbedarfs nicht geeignet. Ein Glas Saft am Tag für den Genuss, mehr sollte es nicht sein. Gleiches gilt für Milch. Beachten Sie hierbei besonders, was ich unter Geschmack schreibe!

6. Geschmack und Körpergefühl

Wir leben heute in einer Welt, die es sich leisten kann, nicht nur Wasser trinken zu müssen/können! Welcher Fortschritt, welcher Reichtum? Welche Dummheit!

Die Menschen sagen mir: »Ich bekomme einfaches Wasser nicht durch den Hals.« Ich frage mich: Wie konnte Gott so dumm sein, Wasser in unsern Körper einzubauen, wenn wir es nicht durch den Hals kriegen? »Hätte Gott denn keine Limo nehmen können?«

Für mich leiden diese Menschen unter einem »geistigen Zivilisationsschaden«. Das sage ich auch meinen Patienten, die solche Argumente vorbringen, wenn sie mir erzählen, dass sie acht Tassen Kaffee und fünf Glas Cola trinken. Ich empfehle einen Urlaub in der Wüste, damit sie lernen, was Durst ist und wie köstlich klares Wasser schmeckt.

»Ich habe keinen Durst«, höre ich oft. Wir haben verlernt, Durst zu erkennen, wir bilden uns ein, nur ein trockener Mund weise darauf hin. Das stimmt nicht. Wer morgens nur einen Kaffee oder gar nichts trinkt, wundert sich nach 1–2 Stunden über:

→ Kopfschmerzen, dumpfes oder wattiges Gefühl im Kopf
→ Konzentrationsstörungen (Schulkinder)
→ Vergesslichkeit
→ Rumoren im Bauch
→ Leeregefühl im Bauch, das als Hunger gedeutet wird
→ Müdigkeit
→ häufiges Gähnen

All das sind Durstsignale! Wir haben gelernt, den Durst zu verdrängen, weil wir nicht so oft auf Toilette gehen wollen. Alte Leute sagen, es sei lästig. Es stört beim Shoppen usw.

Wird der Arzt mit den Beschwerden konfrontiert, werden diese oft als »altersbedingt« erklärt. Vielleicht wird auch, wie im persönlichen Umfeld passiert, die Vergesslichkeit als Depression erklärt. Ausreichend Wasser würde für Abhilfe sorgen, würde es erst nicht so weit kommen lassen!

II. Vollwertige Nahrung

Vollwertige Lebensmittel sind frisch, möglichst erntereif und ohne industrielle Verarbeitung. Das heißt bei Obst und Gemüse: Saisonobst und -gemüse aus möglichst regionalen Anbaugebieten. Obst und Gemüse, das unreif geerntet und dann erst in Kühllagern nachreift, kann nicht die vollen Nährstoffe entwickeln wie Obst, das reif gepflückt wurde.

Exotische Produkte reizen natürlich wegen des Geschmacks und der Bereicherung des Speiseplans. Es ist aber nicht sinnvoll, sie in großen Mengen zu verzehren.

So ist z. B. der große Verzehr von Südfrüchten in unseren Breitengraden gerade im Winter beliebt – hat aber seine Schattenseiten: Südfrüchte wirken kühlend auf den Organismus. Das verlangt bei uns im Winter vom Körper zusätzliche Energie, um den Wärmeverlust auszugleichen. Damit kann die Neigung zu Erkältungen verstärkt werden, und das obwohl wir glauben, das Vitamin C der Südfrüchte helfe uns gerade im Winter, diese zu vermeiden.

Besser essen wir einheimische Äpfel und Birnen und trinken dazu Sanddornsaft.

Bei Getreideprodukten bedeutet vollwertig, dass möglichst Vollkornprodukte verwendet sind, z. B. bei Brot, Reis, Müsli und Nudeln, Vollkornmehle zum Backen und Kochen usw. Beginnen sollte man die Umstellung langsam, denn von heute auf morgen nur Vollkornprodukte zu essen könnte das Verdauungssystem überlasten und zu Beschwerden führen. Das ist vor allem dann wichtig, wenn sie die ganze Familie »umgewöhnen« wollen.

Mischen sie z. B. Mehl der Sorte 1050 mit dem bisher gewohnten 450er Mehl. Als zweiter Schritt mischen Sie das 450er dann mit Vollkornmehl, im dritten Schritt nehmen Sie zur Hälfte Vollkorn und zur Hälfte 1050er Mehl. Das ist eine gute Mischung, sie lässt sich gut verarbeiten und sie schmeckt. Kaufen Sie ein Vollwertkochbuch und probieren Sie, übertreiben Sie es am Anfang aber nicht!

Der Geschmackssinn ist ein Gewohnheitstier und stellt sich erst langsam um. Mischen sie Vollwertiges mit bisher Gewohntem, dann lernt der Geschmackssinn dazu, und die Umstellung gelingt. Auch ein natürlicher Geschmack will gelernt sein. Steigen wir von industrieller Kost mit künstlichen Aromen und Geschmacksverstärkern um, erscheint das »gesunde« Essen oft fade. Haben sich die Geschmacksknospen vom chemischen Feuerwerk erholt, erkennen sie die wunderbare Vielfalt der Natur. Sie können auch die feineren Nuancen wieder genießen.

Vollkornnudeln und Reis brauchen beim Umstieg meist kräftige Soßen, da sie mehr Flüssigkeit aufsaugen. Daher sollten Sie es mal mit feuriger Currysauce und kräftigem Kräuterpesto versuchen.

III. Biologische Nahrung

Auch hier sind wir seit geraumer Zeit einem Feuerwerk von polarisierenden Informationen ausgesetzt. Daher erwähne ich nur meine wichtigsten Grunddaten. Weitere Informationen finden Sie bei www.Naturkost.de und bei den Bioverbänden im Internet.

Biologische Nahrung:

a) ist nicht durch Pestizide und chemische Düngemittel belastet – das ist für mich besonders wichtig, da wir durch Umwelt und Arbeit meist schon stark mit Schadstoffen belastet sind,

b) hat mehr Nährstoffe und mehr Lebensenergie (Buchtipp: Prof. Popp),

c) schmeckt besser,

d) Bio-Kuhmilch z. B. verursacht weniger Allergien und Ekzeme als konventionell erzeugt Milch (siehe Info unter www.natur+heilen.de),

e) die Tiere leben in ökologischer Haltung artgerecht und werden nicht mit Medikamenten vollgestopft,

f) biologisch Angebautes ist frei von Genveränderungen; Tiere aus ökologischer Zucht dürfen nicht mit gentechnisch erzeugter Nahrung gefüttert werden,

g) es ist die am besten kontrollierte Nahrung,

h) sie schont und schützt die Umwelt und gibt mehr Arbeitsplätze.

Eines der häufigsten Argumente dagegen ist der Preis – aber schauen wir genauer hin. Esse ich biologisch-vollwertige Nudeln, dann:

- bin ich schneller satt – verbrauche also weniger,
- bin länger satt – esse nichts zwischendurch, spare also auch hier,
- bekomme ich alle Nährstoffe – der Heißhunger fällt aus und ich esse keine zusätzlichen Süßigkeiten u.ä.,
- bin ich durch die besseren Nährstoffe leistungsfähiger und gesünder – brauche also seltener Arzneimittel und bin seltener krank!
- Das alles schont nicht nur meinen Geldbeutel, sondern nützt auch der Gesellschaft!

Für mich heißt es auch, dass, wenn ich heute mehr Geld für gute Nahrung ausgebe, ich das in 10 oder 20 Jahren nicht doppelt für entstandene Schäden an meiner Gesundheit zu zahlen brauche.

IV. Basische Nahrung

Je weniger wir unseren Körper mit säureproduzierender Kost versorgen, umso mehr dient das unserer Gesundheit. Lesen sie mehr dazu unter Säure/Basenhaushalt.

V. Diäten

Bei gesunder Ernährung und ausreichend körperlicher Bewegung sind Diäten nicht erforderlich. Wollen Sie Gewicht verlieren, stellen Sie langsam die Ernährung um und sorgen Sie für regelmäßige körperliche Betätigung – da helfen schon drei Spaziergänge wöchentlich. Das baut langfristig Fett ab. Durch basische Kost werden die eingelagerten Fett- und Säurereste mobilisiert und abgebaut. Das kann durch entschlackende Tees, leberreinigende und -aktivierende Präparate unterstützt werden.

Schüßler-Salze helfen ebenso, den Stoffwechsel zu mobilisieren und die Säuren abzubauen. Als Kur die Schüßler-Salze Nr. 4, 5, 6, 9, 10 und 11 mit jeweils 20 Stück pro Tag für einen Zeitraum von drei Monaten einnehmen.

Auch hier gilt – der Körper kann nur abbauen, was Sie »in Bewegung bringen«. Wenn Sie also auf dem Sofa sitzen, helfen auch die Mineralstoffe nicht!

VI. Besondere Einzelprodukte

● **Kochsalz**

Normales, industriell gereinigtes Kochsalz ist ungeeignet als Lieferant von Natrium chloratum, denn es fehlen alle wichtigen Begleitstoffe. Die veränderte Struktur wird vom Körper nur schlecht verarbeitet. Dadurch entsteht eine Verschiebung in der Zellverfügbarkeit; der Körper signalisiert Salzhunger.

Eine gute Aufnahme bieten naturreine Meersalze, Kristallsalz oder reines Solesalz. Reines Meersalz und Kristallsalz aus Lagerstätten der Urmeere sind besonders gut geeignet, da sie ca. 84 Elemente enthalten, die zu unseren essenziellen Spurenelementen gehören. Einkaufen sollten Sie es im Bioladen oder Reformhaus.

Sie werden nach der Umstellung und der Einnahme von Nr. 8 feststellen, dass der Salzverbrauch nachlässt und auch das Essen besser schmeckt.

Grundsätzlich ist der Kochsalzverbrauch bei uns zu hoch. Statt der vom Körper benötigten Menge von 2–3 gr. verzehren wir meist über 10 gr. pro Tag.

Dieser hohe Verzehr ist für mich Ursache des hohen Natriumchloratum-(Nr. 8)-Mangels in der Bevölkerung. Der Überschuss an industriellem Kochsalz führt zu einem Ungleichgewicht an zellverfügbarem Natrium chloratum und bringt das wichtige Kalium-Natrium-Verhältnis im Körper aus dem Gleichgewicht. Darin sehe ich neben der Übersäuerung eine der Grundlagen für viele heutige Gelenkerkrankungen.

● **Salz mit Zusatz von Jod und Fluor sollte generell nie verwendet werden.**

Es stellt eine Form der Zwangsmedikation dar und kann vorhandene Störungen im Stoffwechselhaushalt der Drüsen verstärken oder Beschwerden auslösen.

Seit Jodsalze verwendet werden, nehmen Erkrankungen der Schilddrüsen- und Hormonsysteme entgegen der Prophezeiungen erheblich zu. Weitere Info unter www.natur+heilen.de.

● **Zucker**

Normaler weißer Haushaltszucker ist für den Organismus in größeren Mengen sehr schädlich. Die Verarbeitung des Zuckers erfordert eine Menge Mineralien und wird damit zum Räuber an unseren Depots – hier vor allem beim Calcium aus den Knochen.

Gleiches gilt für alle zuckerhaltigen Speisen und Getränke, allen voran Cola und Limonaden.

Zum Süßen im Haushalt sollten Sie daher biologischen Rohrzucker, Honig, Ahornsirup oder Stevia verwenden.

● **Fleisch**

Von Natur aus sind wir Menschen auf Mischkost eingestellt. Regelmäßig größere Mengen an Fleisch überfordern das System und führen zu Übersäuerung. Für den Abbau der Säurereste werden wieder Mineralien, allen voran Calcium und Magnesium, verbraucht – wieder aus den Knochendepots.

Bemerkenswert finde ich, dass 7–8 Kilo Getreide benötigt werden, um ein Kilo Fleisch zu erzeugen. Wie viele Menschen könnten vom Getreide satt werden, wenn wir auf ein paar Steaks und Hamburger verzichteten!

Wenn Fleisch verzehrt wird, sollte es aus ökologischer Haltung stammen. So vermeidet man die ungewollte Zufuhr von Hormonen, Geschmacksverstärkern (sie werden als Masthilfe eingesetzt), Medikamenten und genmanipuliert erzeugtem Futter.

Der Anteil an rotem Fleisch sollte 10 % nicht überschreiten; bevorzugt Geflügel oder Lammfleisch essen.

Das für uns notwendige Eiweiß können wir auch aus pflanzlichen Produkten ausreichend decken. Dazu eignen sich Hülsenfrüchte, Nüsse, Getreide und Nahrungsergänzungsprodukte aus Süßwasseralgen.

● **Fisch**

Achten Sie bei Fisch auf Freifang (bei der Auszeichnung an der 1 an der ersten Stelle der vierstelligen Codierung zu erkennen). Bei

Zucht auf biologische Zucht achten – gibt es hauptsächlich als Tiefkühlfisch. Bei herkömmlicher Zucht erhalten Sie unbewusst ein gute Ladung Medikamente und Fungizide, da die zu enge Haltung der Tiere Krankheiten und Pilzverseuchung der Wasserbecken mit sich bringt.

● Milch und Milchprodukte

Für eine genügende Calciumaufnahme braucht es nicht, wie viele propagieren, die Milch. Das gilt für Kinder wie auch zur Osteoporose-Verbeugung und -Behandlung.

Die industrielle Verarbeitung durch Pasteurisieren und Homogenisieren verändert die Eiweißstruktur der Milch, sie ist für unseren Stoffwechsel schwer aufzuschließen. Für diese Verstoffwechslung wird Calcium benötigt, damit steht es für Aufbauarbeiten der Knochen nicht mehr zur Verfügung. Leider ist es sogar so, dass, je höher der Konsum von Milchprodukten ist, desto eher Calcium aus eigenen Depots zur Verarbeitung gelöst werden muss. Das bedeutet erneut auftretende Beschwerden oder gar Verlust von Knochensubstanz durch Calcium-Mangel.

Inzwischen zeigen Untersuchungen von Ernährungswissenschaftlern, dass die Frakturrisiken der Knochen höher sind.

Wollen Sie das umgehen, suchen Sie einen Ökolandwirt und kaufen Sie Frischmilch. Trotz aller Warnungen kann diese Milch bedenkenlos roh, ohne Abkochen, getrunken werden. Bei Käse können Sie ebenfalls Produkte, die aus Rohmilch herstellt sind, kaufen. Alternativ können auch Schafs- und Ziegenmilch und die entsprechenden Produkte daraus verzehrt werden. Das Eiweiß dieser Milch unterliegt nicht so starken Veränderungen in der Verarbeitung und wird vom Menschen auch anders verwertet. Gleiches gilt bei Joghurt oder Käse von Schaf und Ziege. Auch hier sollte auf biologische Herkunft geachtet werden.

Nährstoff-Tabelle (Angaben je 100 Gramm des Produktes)

	Calcium	Magnesium	Eisen	Vitamin B1	Vitamin B2	Niacin	Vitamin B6	Vitamin E
Reis - vollwert/Naturreis	23	157	2,6	0,41	0,09	5,2	0,67	1,2
Reis - weißer/polierter	6	64	0,6	0,06	0,03	1,3	0,15	0,4
Weizen Vollkornmehl	40	140	3	0,3	0,15	4,8	0,46	1,6
Mehl 1050	18	53	2,8	0,43	0,07	1,4	0,28	1,4
Mehl 405 Weißmehl	15	0	2	0,06	0,03	0,7	0,18	0,3
Nudeln	22	0	1,5	0,09	0,06	2	0	0
Nudeln - Vollkorn	25	53	3,8	0,31	0,13	3,1	0,2	0

Nitratwerte (Durchschnittswert in mg je 100 Gramm Lebensmittel)

Anbauart	biologisch	konventionell	Treibhaus konventionell
Kohlrabi	112	133	250
Kresse	70	155	334
Kopfsalat	119	159	368
Möhren	20	50	
Petersilie	11	84	340
Endivie	49	106	
Feldsalat	71	117	320

Zu diesem Thema gibt es ausreichend ausführliche Literatur. Daher behandle ich es nicht umfangreich, sondern empfehle zur weiteren Information die vorhandene Literatur.

Der gesunde Mensch kann als weitgehend ausgeglichen im Säure-Basen-Verhältnis angesehen werden. Das Gleichgewicht kann durch Einzelsituationen gestört werden oder langfristig durch eine säurelastige Lebensweise. Einzelsituationen sind z. B. ein Aufenthalt in einem Bereich mit starker Umweltbelastung oder ein Festessen mit reichlich Alkohol. Ist unser Körper fit, merken wir davon nichts. Sind wir bereits belastet, kommt es zu Kopfschmerzen, Sodbrennen, Aufstoßen, Blähungen u.ä.

In Form von Nahrungsmitteln führen wir dem Körper organische Stoffe zu. Deren Verarbeitung löst eine Reihe von chemischen Prozessen aus, die Nahrung wird aufgeschlüsselt und die Nährstoffe verfügbar gemacht. Dabei entstehen Reststoffe, die wir als Schlacken bezeichnen. Der Körper kann sie nicht nutzen und scheidet sie daher normalerweise aus. Diese Stoffwechselreste sind je nach Zusammensetzung entweder alkalisch oder sauer.

Säurebildend sind mit Wasserstoffionen verbunden Schwefel, Chlor und Phosphor.

Für uns heißt es, je mehr dieser Stoffe ein Nahrungsmittel enthält, desto mehr saure Rückstände entstehen bei der Verarbeitung. Dazu gehören auch ein Teil unserer Grundnahrungsmittel. Wir müssen sie deshalb nicht komplett weglassen, aber sollten die Menge zwischen säure- und basenbildenden Nahrungsmitteln möglichst im Gleichgewicht halten.

Die basischen Mineralien Kalzium und Magnesium werden zur Neutralisierung der entstandenen Säuren verwendet.

Blut ist leicht alkalisch mit einem pH Wert von 7,35–7,4. Dieser Wert ist lebenswichtig und darf nicht mehr als 0,3 abweichen. Die drohende Abweichung durch zu viel Säure muss der Körper also sofort ausgleichen, dazu verwendet er die basischen Mineralien, die auch mit der Nahrung geliefert werden. Sind dort jedoch nicht genügend vorhanden, muss er an die körpereigenen Depots. Das sind die Organe, als Calciumspeicher vor allem Sehnen und Knochen.

Ein Teil wird über die Pufferorgane Niere und Lunge ausgeschieden, wir erkennen es am sauren Urin und am Aufstoßen oft säuerlich riechender Luft. Daher hilft körperliche Bewegung, die Übersäuerung des Körpers zu regulieren. Die Fähigkeit der Nieren, die Säurereste auszuscheiden, nimmt im Laufe des Lebens ab. Daher treten die »Säure-Krankheiten« hauptsächlich im zunehmenden Alter auf. Je mehr der Körper in den jungen Jahren belastet wird, desto früher kommt es zu Beschwerden.

Fehlen im Stoffwechselprozess notwendige Vitamine, Mineralien und Enzyme, so verbleiben noch mehr nicht neutralisierte Säuren im Körper. Diese Säureschlacken, die der Körper nicht sofort verarbeiten kann, legt er ins »Depot« – das Bindegewebe. So sammeln sich die Schlackenstoffe im Bindegewebe, verstopfen die Lymphbahnen und knirschen in den Gelenken.

Die Ablagerungen lösen durch die Behinderung der Funktion nach und nach Beschwerden aus und führen zu Krankheitsbildern, die wir alle kennen:

Rheumatische Beschwerden, Muskel- und Gelenkerkrankungen, Steifheit, Atemprobleme, Karies und mehr.

Auch Medikamente sowie Umweltbelastungen in Form von Giftstoffen, Konservierungsmitteln, Dünger und Pestiziden in der Nahrung führen zu Säureresten. Neben der Säure-Schlacke entsteht eine weitere Belastung durch abgestorbene Zellen, die wegen der Stoffwechselüberlastung nicht ausgeschieden werden. Sie verstärken die Ablagerungsprobleme; durch die fehlenden Aufbaustoffe, z. B. Mineralien, werden weniger neue Zellen gebildet. Das ist gleichbedeutend mit frühzeitigem Altern.

Bei den Schüßler-Salzen sind neben den Kalzium- und Magnesiumsalzen die Nr. 9 Natrium phosphoricum am Säure-Basen-Ausgleich beteiligt, die Nr. 11 Silicea unterstützt bei der Ausscheidung.

Natrium phos. kann auf je einen Bestandteil Phosphorsäure zwei

Teile Kohlensäure binden. Diese wird dann über das Blut den Lungen zugeführt. Hier befreit der einströmende Sauerstoff die nur leicht gebundene Kohlensäure und bringt sie beim Ausatmen nach draußen.

Wichtig bei diesem Austausch: Ist zuviel Kohlensäure im Umlauf, kann das Eisen im Blut weniger Sauerstoff aufnehmen, also sorgt die Übersäuerung auch für Sauerstoffmangel im Gewebe und führt zu Energiedefiziten und begünstigt so die Entstehung von Entzündungen und Krankheiten. Zum Abbau von Harnsäure wird Silicea benötigt; ist es nicht vorhanden, bilden sich mit anderen Ablagerungen zusammen Gallen- und Nierensteine sowie kristalline Ablagerungen in den Gelenken, Geweben und Organen.

Fehlt über längeren Zeitraum Nr. 9 Natrium phosphoricum, setzen sich Säurerückstände an den Nervenfäden fest und blockieren die Reizübermittlung. Durch Silicea werden diese Ablagerungen wieder gelöst. Die freigeschwemmte Säure muss über Nr. 9 Natrium phosphoricum wieder gebunden werden.

Es ist also schon sinnvoll, sich mit diesem Thema zu beschäftigen und die persönliche Lebensweise zu verbessern. Damit helfen wir unserem Körper zu mehr Vitalität und Gesundheit und erhalten diese.

Es folgt ein kurzer Überblick über die Nahrungsmittel, die basische und saure Stoffwechselprodukte erzeugen. Detaillierte Informationen finden Sie in der entsprechenden Literatur.

Säure-Bildner

Schweine-, Rind- und Kalbfleisch, geschälter Reis, Schwarzbrot, Naturreis, Hühnerei, Fisch, Wurstwaren, Hartkäse wie Emmentaler, Edamer, Parmesan, Harzer, Weichkäse wie Camembert u. a., raffinierter Zucker, Süßigkeiten, Schokolade, saure und unreife Früchte, Hülsenfrüchte, Erdnüsse, Cornflakes, Alkohol, Saft von Südfrüchten, bei Getreide sind Vollkornprodukte weniger säurebildend als Nahrungsmittel aus Weißmehl.

Basen-Bildner

Nüsse sind größtenteils als neutral einzustufen.

Margarine, Butter sowie pflanzliche Fette und Öle sind neutral bis leicht basisch.

Gute Basenbildner sind u.a. grünes Gemüse und Salate, Karotten, rote Beete, alle Kohlsorten, Rüben, Fenchel, Kürbis, Zucchini, Kartoffeln, Bananen, Molke, nicht saures Obst und Obstsäfte.

C. KÖRPERSTOFFE, VITAMINE UND SPURENELEMENTE

Wasser ist Hauptbestandteil des Körpers und wichtigster Trägerstoff für den auf- und abbauenden Stoffwechsel.

Eiweiße: als Protein, Peptid (kurze Kette), Aminosäure (Baustein). Aufspaltung erfolgt über Sekrete des Magens und Dünndarms, sie werden ja nach Bedarf zu neuen Verbindungen zusammengesetzt. Sie bilden so Hormone, Enzyme, DNA-, RNA-Strukturen, Antikörper, Transportmoleküle, z. B. VLDL, LDL, HDL.

Als Kollagen wichtigstes Struktur- und Stabilitätsmaterial im Körper, für Knochen, Haut, Bindegewebe aller Gefäßwände usw. Fehlen uns Kohlehydrate, kann Eiweiß zu Glucose umgebaut werden.

Vorkommen: Algen (enthält alle lebenswichtigen Aminosäuren), Fleisch, Fisch, Milch und Milchprodukte, Soja, Hülsenfrüchte.

Fette: als Fettsäuren, Trigyzeride, Cholesterin und Lezithin u.a. im Körper vorhanden. Sie sind wichtige Energielieferanten und Bestandteile der Zellmembran und die Speicherform der Energie. Lösemittel für Vitamine A, E, D, K.

Cholesterin: hauptsächlich aus der Leber, Baustoff und Isoliermaterial für Nerven und Organe, Gehirn, Bestandteil der Gallenflüssigkeit zur Verdauung von Fetten, unerlässlich für die Herstellung von Hormonen und der Verwertung von Vitaminen, Bestandteil von Enzymen. Beteiligt an der Bildung der Zellmembran.

Lezithin: Baustoff der Nervenzellen, Emulgierung der Fettanteile, Ausgleich des Cholesterins in der Galle.
Vorkommen: Eier, Hirn, Algen

Kohlehydrate: als Mehrfach-, Zweifach- und Einfachzucker (Glucose), Aufnahme nur als Monosaccharid, daher Aufspaltung besonders wichtig. Glucose wird in der Leber in die Speicherform Glykogen umgebaut und bei Anforderung als Glucose der Zelle wieder zugänglich gemacht. Die Glucose ist der direkte Brennstoff der Zelle. Ist genügend vorhanden, wird sie in Fett (Pölsterchen) umgebaut – hierfür ist Insulin erforderlich.

Deshalb ist für Diabetiker viel Bewegung besonders wichtig, damit Glucose nicht eingelagert werden muss.

Vorkommen: Getreide und -produkte, Reis, Früchte, Gemüse

Vitamine: wasserlösliche: B-Gruppe und C
fettlösliche: A, D (Cholekalziferol), E (Tokopherol), K

Vitamin A (Retinol): gehört zu den Karotiniden, davon sind ca. 500 bekannt, ca. 60 bilden das Vitamin A, Wichtigstes ist Betakarotin als Vorstufe, das über Leber und Darm in Vitamin A umgewandelt wird.

Wichtig für alle Innenauskleidungen der Organe und Gefäße (Epithel-Zellen), Bronchien und Lungenbläschen, Bindehaut, Netzhaut, Linse, Nierenkelche und Harnleitungssysteme, aller Schleimhäute der Verdauungs- und Geschlechtsorgane.

Es bewahrt die besonders empfindlichen Innenhäute des Körpers vor Degenerierung, beugt so Krebsgeschehen vor, ist für Hell-Dunkel-Sehen unentbehrlich. Es sorgt für optimale Fließeigenschaften des Blutes und verhindert das Verklumpen der Blutkörperchen. Als Antioxidans Schutz vor freien Radikalen.

Vorkommen: Eigelb, Palmöl, Lebertran, Rinderleber; Betakarotin: Karotten, Petersilie, Spinat.

Vitamin-B-Gruppe:

B1 – Thiamin: wichtigste Unterstützung bei der Glucoseverbrennung in der Zelle, damit Garant für die Bioenergie, die der Zelle zur Verfügung steht und die den Grad unserer Leistungsfähigkeit bestimmt. Ebenso wichtig für die Reizleitung der Nervenzellen. Deshalb immer bei Müdigkeit, verminderter Leistung, verminderter Stoffwechselumsatz, reduzierter Reizleitung, z. B. bei den Sinneswahrnehmungen, psychische Labilität, Schönheitsvitamin für die Haut.

Vorkommen: Vollkorngetreide, Algen, Kartoffel, Nüsse, Fleisch, Eier, Milch, Hülsenfrüchte

Vitamin B2 – Riboflavin: mit Vitamin C wichtigster Partner im zellulären Energietransport.

Notwendig für die Bildung und Funktion von Blutzellen, Funktion von Haut und Schleimhäuten.

Alle Entzündungen der Hautoberfläche, Mundhöhle, Zunge, Überempfindlichkeit gegen Lichtreize, bei allen Schwächezuständen und Anämien sowie erhöhter Infektanfälligkeit; Schönheitsvitamin für die Haut.

Besonders wichtig bei Einnahme von Pille, Antibiotika, Alkohol, Darmerkrankungen.

Vorkommen: Getreide, Käse, Milch, Algen, Fisch, Fleisch, Gemüse, Brokkoli, Spinat, Spargel

Vitamin B3 – Niacin: Ebenfalls einer der Haupt-Energietransporteure in der Zelle – besonders in Kombination mit C.

Wichtig bei Stoffwechsel von Fetten, Eiweißen und Kohlehydraten, Produktion von Magen- und Gallensäure, Geschlechtshormonen, bremst Cholesterinproduktion, optimale Funktion der Nerven.

Bei allen Darmerkrankungen nötig, bei nervösen Störungen, Schlafproblemen, Juckreiz und Entzündungen der Haut; Schönheitsvitamin für Haut und Haare.

Vorkommen: Vollkorngetreide, Algen, Gemüse, Kartoffel, Tomaten, Petersilie, Fisch, Fleisch, Milch, Eier

Vitamin B5 – Pantothensäure: Strukturbestandteil der zentralen Stoffwechselmoleküle in der Zelle, für Verarbeitung der Nahrung unentbehrlich, für Produktion von Adrenalin und andere Botenstoffe wie Dopamin, Schutzfunktion für Haut und Schleimhaut, bei Wundheilung wichtig, Schönheitsvitamin für die Haut.

Bei Muskelkrämpfen, Kribbeln in Händen und Füßen, Schwindel, Kopfschmerz.

Vorkommen: Algen, Vollkornprodukte, Eier, Gemüse

Vitamin B6 – Pyridoxin: Wichtig für den Stoffwechsel in der Zelle und dient dessen Beschleunigung. An der Bildung der Nukleinsäuren, also der Erbsubstanz beteiligt, neutralisiert Homozystein (Risikofaktor für Arteriosklerose), wichtig für die Funktion der Nerven und des Gehirns, Bildung der roten Blutkörperchen, Abwehr gegen Infektionen und Krebsvorbeugung, hilft bei Wundheilung, Nervenreizung der Hand- und Sehnenscheiden (Karpaltunnelsyndrom).

Vorkommen: Algen, Getreide, Nüsse, Obst (v.a. Bananen), Eier, Fisch

Vitamin B12 – Cyanokobalamin: Im Stoffwechsel aller Zellen erforderlich, Produktion der Blutkörperchen, Abbau von Schadstoffen, Schutz der Nervenzellen, Verdauung, Aufschließen und Verstoffwechseln der Nahrungsmittel. Aufnahme über Intrinsic-Faktor aus dem Magen (perniziöse Anämie), gegeben mit Vitamin C. B12 kann in der Leber gespeichert werden.

Bei Verdauungsstörungen, Verstopfung, Depression, Schwindel, Müdigkeit.

Vorkommen: Algen, Eigelb, Fische, Milch, Leber und Niere von Tieren

Vitamin C: Für alle Zell- und Stoffwechselaktivitäten wichtig, zur Produktion von Kollagen, Elastin, damit alle Grundstrukturen der körperlichen Stabilität. Grundsubstanz für Knochen und alle Gefäße. Also je mehr Vitamin C, desto stabiler sind Knochen und Bindegewebe, Haut und Gefäße. Bei Wundheilung, als Antioxidant (Rost) schützt es den ganzen Körper vor Infektionen, Umweltgiften und Krebsgefahr. Zur Produktion von Adrenalin, Cortison, Thyroxin, als Blutverdünnung wirkt es mit E und Beta-Karotin zusammen und verhindert die Verklumpung.

Unerlässlich für die Eisenaufnahme und Blutbildung, damit Garant für die Sauerstoffversorgung. Hilfsfaktor aller Enzyme und der Energietransporteure (B2 + 3). Hilft bei der Entgiftung. Besonders wichtig für Diabetiker wegen Glucoseaufnahme der Zelle (senkt den Insulinbedarf und die Diabetes-Medikamente).

Vorkommen: Zitrusfrüchte, Algen, Obst, Acerola-Kirsche, Johannisbeeren, Sanddorn, Gemüse

Vitamin D: Wichtigster Partner zur Aufnahme von Calcium und Phosphat, damit für die Kalziumzufuhr in Knochen, Muskeln und Gefäßen unentbehrlich. Verhindert und beseitigt Einlagerungen in Gefäßen. Vitamin D wird durch Licht- und Sonneneinstrahlung im Körper selbst hergestellt.

Bei Osteoporose, Muskelschwäche und -krämpfen, Brennen in Mund und Kehle, Zahnproblemen.

Vorkommen: Fisch und Fischöl, Eigelb, Milchprodukte, Lebereinnahme mit Calcium komb.

Vitamin E (Tokopherol): Bei Präparaten darauf achten, dass es d-Alpha-Tokopherol ist (natürliches Vitamin).

Wichtig bei den Stoffwechselfunktionen des Körpers, schützt vor Oxidationsschäden, bei Wundheilung und Gewebereparatur, mit Vitamin A und C für die Blutgerinnung und Blutverdünnung wichtig. Schutz vor Krebs- und Kreislauferkrankungen, beeinflusst den Alterungsprozess – auch der Haut.

Vorkommen: Getreidekerne, Sonnenblumen-, Distelöl, Nüsse, Algen, Eigelb, Soja, Milch

Folsäure: Entscheidend an der Bildung der roten Blutkörperchen beteiligt, deshalb wichtig für alle Prozesse, die mit Sauerstoff verbunden sind, ebenso für Bildung der weißen Blutkörperchen, also für Immunsystem und Infektionsabwehr, für Produktion der Erbsubstanz, damit besonders bei Schwangeren für Zellwachstum wichtig (höchster Bedarf), führt bei Mangel zu Nervenschäden und Missbildungen (offener Rücken).

Bei Anämie, Wachstumsstörungen, Erschöpfungszuständen.

Vorkommen: Gemüse, bes. Salate, Algen, Nüsse, Hülsenfrüchte, Vollkorn, Milch, Fleisch, Fisch

Biotin – Vitamin H: Als Biokatalysator für Zucker- und Fettstoffwechsel wichtig, an der Herstellung von Eiweißen beteiligt und am Aufbau der RNA, Mängel zeigen sich durch raue, abschilfernde Haut, Muskelschmerzen, Müdigkeit, gut für Haare.

Schönheitsvitamin!

Vorkommen: Naturreis, Hefe, Algen, Eigelb, Leber, Niere

Inosistol: Wichtig für Eiweiß- und Kohlehydratstoffwechsel, wichtiger Informationsüberträger, leitet Befehle der Hormone an Zellen, daher für alle hormonellen Info-Systeme wichtig. Schilddrüse, Herz, Bauchspeicheldrüse.

Hinweis auf Mangel: verstärkter Haarausfall, Hautreizungen, Ekzeme.

Vorkommen: Getreide, Nüsse, Gemüse, Milch

Coenzym Q10 – Uboquinon: Spielt herausragende Rolle im Energiehaushalt der Zelle, ist Katalysator in den Mitochondrien. Stellt den Muskeln die Bioenergie zur Verfügung. Mängel besonders an Herz, Lunge, Niere wegen höchstem Energiebedarf. Bei Entzündungen als Basisbehandlung bei Geschwüren der Organe.

Vorkommen: Gemüse, vor allem Spinat, Nüsse, Fisch, vor allem Makrele, Lachs, Sardinen, Rindfleisch

Vitamin K: Wichtigster Stoff zur Herstellung der Gerinnungsfaktoren – Prothrombin, auch an Knochenbildung beteiligt, hilft beim Zuckerstoffwechsel Glucose in Glykogen zu wandeln.
Vorkommen: Getreide, Gemüse v.a. Brokkoli, Spinat, Spargel, Kohl, Eigelb, Leber

Mineralien und Spurenelemente:
Kupfer fördert die Aufnahme von Eisen und Produktion der roten Blutkörperchen, Bestandteil von Enzymen (Melanin – bei Mangel Unterpigmentierung der Haut), bei Bildung von Kollagen notwendig für die Netzwerkstruktur, gegen Anämie.
Vorkommen: Nüsse, Algen, Getreide, Gemüse, Obst, Leber, Schalentiere

Zink ist an enzymatischen Prozessen beteiligt und bei Hauterkrankungen, Wachstumsstörungen, Infektanfälligkeit – auch bei Unfruchtbarkeit.
Vorkommen: Gemüse, Algen, Getreide, Milch und Fleisch

Chrom ist besonders im Kohlehydratstoffwechsel wichtig für das Zusammenspiel Insulin und Zucker – wird als Ursache für die häufigere Diabetes in Industrieländern angesehen.
Vorkommen: Getreide, Algen, Naturreis, Bierhefe, Fleisch, Käse, Milch

Selen ist wichtiges Antioxidanz, wirkt bei der Immunabwehr mit und vermeidet Herz-Kreislauf- und Krebserkrankungen.
Vorkommen: Gemüse, v.a. Brokkoli, Zwiebel, Algen, Getreide und Fisch

Molybdän ist an enzymatischen Prozessen beteiligt, verlängert die Lebensdauer der Zellen.
Vorkommen: Getreide, Algen, Gemüse, v.a. Erbsen, Spinat und Blattgemüse

Aminosäuren:

Vorkommen: Algen, Colostrum (haben den höchsten Anteil an allen essenziellen Aminosäuren), gesunde Eiweißkost (Tiere aus ökologischer Haltung), Miso.
Die Aminosäuren sind besonders wichtig für den Aufbau und den Erhalt des Immunsystems. Damit bei allen Infektionen, Allergien und Autoimmunerkrankungen von großem Nutzen.

Lysin ist wichtigster Baustein für das Kollagen. Es besteht zu 25 % aus Lysin und Prolin, bildet eine »Teflonschicht« um die Fettpartikel, damit diese sich nicht in Adern ablagern, beugt Osteoporose vor.

Prolin: ebenso Anteil an Kollagen und Elastin. Stabilität der Blutgefäße, repariert Knorpel und erhöht das Lernvermögen.

Arginin sorgt für die Normalisierung des Blutdrucks, entspannt die Gefäßzellen, zur Muskelbildung, Entgiftung der Leber, Stärkung des Immunsystems, Überleitungsfunktion bei Nervenimpulsen, verbessert bei Männern die Sexualfunktion.

Cystein entgiftet Karzinogene, bildet und verbessert Elastizität im Körper, wichtig für Insulin-Bildung, Abwehr von Infektionskrankheiten.

Taurin findet sich in Herzmuskel und Nervenzellen, bei Herzschwäche und Atemnot.

Leucin und Isoleucin spielen besonders bei der Krebsentstehung eine große Rolle, zunehmend rücken Interleucine und Interferone als Botenstoffe bei der Behandlung in den Vordergrund, wirken entgiftend auf die Leber.

KAPITEL XI
KINDER

Während des Wachstums brauchen Kinder unsere besondere Fürsorge, damit sie zu körperlich, seelisch und geistig gesunden Menschen heranwachsen können. Dazu gehören Liebe, Verständnis, Konsequenz, viel Bewegung, frische Luft und gute Ernährung.

Vieles gibt uns die Schule mit auf den Weg. Leider aber lernen wir, nach meiner Meinung, die wichtigsten Dinge dort nicht: Kindererziehung, soziales Verhalten sowie ein Verständnis für die Funktionen unseres Körpers und ihm das zu geben, was er braucht.

Die moderne Zeit hat viel Änderung in unseren Alltag gebracht, aber nicht alles ist uneingeschränkt sinnvoll. Ein altes Sprichwort sagt am ehesten das, was ich als Grundsatz gut finde: »Alles, aber in Maßen.«

Wir wissen längst, dass zu viel Süßes die Zähne schädigt, die Wirkungen auf den Knochenbau sind aber nicht minder problematisch (siehe Kapitel Ernährung).

Zu viel Fleisch fördert das Längenwachstum der Knochen. Der Körper verbraucht aber gleichzeitig viel Calcium, um die Stoffwechselreste des tierischen Eiweiß abzubauen. Daher führt hoher Fleischkonsum zu instabilen Knochen. Das heißt in der Kindheit u.a. schlechtes Wachstum, Knochenbeschwerden, Verkrümmungen der Wirbelsäule.

Künstliche Aromastoffe, Geschmacksverstärker und andere chemische Hilfsmittel der modernen Ernährungsindustrie räubern ebenfalls an den Substanzen. Daher sollte eine gute Ernährung möglichst viel Abwechslung bieten, täglich Obst und Gemüse und reichlich Vollkornprodukte enthalten.

Während der Schwangerschaft können die Mütter bereits den Geschmack der Babys beeinflussen, denn alles, was sie in der Zeit essen, werden die Kinder auch mögen. Es wird eine Art Geschmackmuster übertragen, das sich auch später noch bemerkbar macht.

Milch- und Milchprodukte
(siehe hierzu Kap. X: Ernährung – Milch)

Wertvolle Lieferanten von Calcium sind Nüsse, besonders allerdings der Sesam. Er kann wunderbar im Salat verwendet oder statt Pinienkerne für Pesto genutzt werden. Ebenfalls gut schmeckt er im Pfannkuchenteig, als Panade oder als Sesammus auf dem Frühstücksbrot.

Kinder, die keine Milch mögen, sollte man nicht zwingen. Oft spüren die Kinder, dass sie diese nicht vertragen. Es kann ein Anzeichen sein, dass der Körper nicht genügend des Enzyms Lactase bildet, oder für den Mangel an Kalium chlor. oder Calcium phos.

Die Milchverträglichkeit, auch bei Milcheiweißverarbeitungsstörungen, verbessert sich oft, wenn die Mineralien Nr. 2 Calcium phos. und Nr. 4 Kalium chlor. über einen längeren Zeitraum eingenommen werden.

Generell sollten Kinder nur Milch und Milchersatznahrung aus biologischer Produktion erhalten. Neueste Untersuchungen zeigen, dass die Verträglichkeit besser ist, es treten weniger Bauchbeschwerden bei den Babys auf. Babys und Kinder, die Bio-Milch erhalten haben, hatten deutlich weniger Allergien und Hautprobleme wie Neurodermitis u.ä.

Zur allgemeinen Unterstützung des kindlichen Wachstums können folgende Mineralien gegeben werden: Nr. 1 Calcium fluoratum, Nr. 2 Calcium phosphoricum und Nr. 11 Silicea.

Je blasser und durchscheinender das Aussehen eines Kindes ist, desto wichtiger sind diese Mineralien.

Während des Zahnens sind die Nr. 1 und Nr. 11 besonders wichtig, wenn das Kind sabbert die Nr. 8 Natrium chlor.

Kindern, die schlecht einschlafen können, die Nr. 2 und Nr. 11 geben. Hat das Kind Angst im Dunkeln oder Alpträume, die Nr. 22. Calcium carbonicum, jeweils 2–5 Pastillen vor dem Schlafengeben.

Wenn diese Mineralien nicht den gewünschten Erfolg haben, können natürlich auch andere Ursachen vorliegen. Dann ist es ratsam, mit dem Kind zu einem Schüßler-Therapeuten zu gehen und eine Antlitzdiagnose zu erstellen.

Alle anderen Beschwerden können, wie die der Erwachsenen, im Repertorium nachgelesen werden.

Babys, die keine Muttermilch erhalten, brauchen zum Aufbau des Immunsystems besondere Stärkung. Hier sollten während des ersten Jahres die Mineralien Nr. 2 Calcium phosphoricum und Nr. 4 Kalium chloratum eingesetzt werden. Parallel dazu empfehle ich die Gabe von Colostrum.

A. IMPFEN

Dieses seit langem kontrovers diskutierte Thema zu besprechen ist nicht einfach, daher gebe ich Ihnen hier meine persönliche Einstellung wieder.

Leider wird die Diskussion nur selten anhand schlüssiger Argumente und Daten geführt. Impfgegner und Befürworter zeigen Statistiken und Daten, die meist nur einen Teil der Wahrheit enthalten. Meine Ansichten sind sicher nicht der Weisheit letzter Schluss – sie sollen Sie, liebe Leser und vor allem die Eltern, anregen, sich intensiver mit dem Thema zu beschäftigen und das für und wieder abzuwägen (Literatur und Infos dazu gibt es ausreichend). Ein paar der mir wichtigen Fakten und Fragen schreibe ich daher für Sie auf. Ich rate Ihnen: Verlangen Sie, ob vom Arzt oder Heilpraktiker, ausführliche Aufklärung.

1. Allergien

Impfstoffe enthalten Fremdeiweiße tierischer Herkunft (sehr häufig von Affen stammend), deren Verarbeitung für den Menschen problematisch ist und zu allergischen oder Autoimmunreaktionen führen kann. Zur Verarbeitung von Fremdeiweißen siehe Nr. 2: Allergien.

2. Giftstoffe

Impfstoffe enthalten mehrere toxische Chemikalien und Schwermetalle wie z. B. Formaldehyd und Quecksilber, deren Nutzen im Impfstoff als fraglich zu betrachten ist.

3. Gentechnik

Verschwiegen wird, dass ein Großteil der verwendeten Stoffe gentechnisch bearbeitet oder gentechnisch erzeugt wurde. Diese Stoffe und auch die unter 2. angegebenen Inhaltsstoffe finden sich auch in sehr vielen »normalen« Medikamenten, ohne dass auf der Packung oder von Arzt und Apotheker darauf hingewiesen wird.

4. Immunsystem

Das Immunsystem eines Menschen muss »trainiert« werden, um Stoffe kennen zu lernen und adäquat auf sie reagieren zu können. Das geschieht beim Kleinkind bis zum Alter von drei Jahren. Es stellt sich die Frage, wie ein untrainiertes Immunsystem einen Cocktail von Fremdeiweißen verarbeiten können soll? Daher fragt man sich, ob die heute vermehrt auftretenden Autoimmunerkrankungen mit Impfungen zusammenhängen.

5. Kinderkrankheiten

Sie dienen dem Training des Immunsystems und fördern die Reifung des Kindes. Warum dies durch eine Impfung verhindern?

Es gibt genügend naturheilkundliche Möglichkeiten, das Immunsystem zu stärken, damit es diese »Reifeprüfungen« gut verkraftet. Und ebenso gibt es Behandlungsmöglichkeiten, die im auftretenden Krankheitsfall den Körper unterstützen. Können wir der Natur wirklich so wenig vertrauen?

6. Warum Mehrfachimpfungen?

Eine neunfache Version wurde im vergangenen Jahr nach mehreren Todesfällen vom Markt genommen!

Haben Sie jemals gehört, dass Masern, Mumps und Diphterie gleichzeitig bei einer Person auftreten? Das gibt es nicht! Die Natur liefert dem Körper nur *eine* »Trainingskrankheit«, damit der Körper sie auch zu seinem Nutzen verarbeiten kann. Nie treten zwei Kinderkrankheiten gemeinsam auf. Das Immunsystem soll ja den Eindringling »kennenlernen« und eine Immunantwort aufbauen. Das ist bei zwei und mehr Eindringlingen gleichzeitig nicht oder nur schwer möglich. Wer kämpft denn freiwillig mit mehreren Feinden? Warum wird das also bei Impfungen missachtet?

Daher, egal welche Impfungen Sie wirklich durchführen möchten, bestehen Sie auf Einzelimpfungen. Dann hat der Körper die größtmögliche Chance, das Beste daraus zu machen. (Apotheken behaupten gerne, die Einzelimpfstoffe gebe es nicht. Das stimmt nicht! Bleiben Sie hartnäckig: Sie bestimmen.)

7. Statistiken

Ein guter Statistiker sagt: »Traue keiner Statistik, die du nicht selbst gefälscht hast.« Für uns heißt das genau hinschauen, wenn beispielsweise gegen Ende Januar die Zeitungen Horrormeldungen bringen, es sei die Zahl der Virenerkrankungen mit Durchfall um 80 % gestiegen. Wer diese Schlagzeile liest, sieht ganz Deutschland nur noch auf der Toilette. Schauen wir genauer hin: Es gab im vergangenen Jahr in Deutschland 20 Fälle dieser viralen Durchfallerkrankung. Rechnen wir den Anstieg für dieses Jahr mit 80 % mehr, dann ergibt sich: 16 + 20 = 36 Erkrankungen.

Bei einem Volk von 80 Millionen liegen wir mit 36 erkrankten Personen, prozentual bei mehreren Stellen hinter dem Komma – sicher kein Grund zur Besorgnis.

Gerne wird z. B. bei Polio auf amerikanische Statistiken hingewiesen, dass die Gefahr immer noch bestehe. Schaut man sich die
Fälle genauer an, sieht man, dass die Erkrankten in der Hauptsache
Eltern waren, die Polio bekamen, nachdem ihre Kinder geimpft
wurden (Übertragung auf der Toilette, da mit Lebendviren geimpft
wird).

8. Finanzen

Ein großer Teil des Umsatzes der Pharmafirmen begründet sich auf
dem Verkauf von Impfseren. Selbst wenn wir nicht davon ausgehen, dass Ärzte Provisionen erhalten, sind Honorare für Impfungen
sicher ein guter Teil des Umsatzes der Arztpraxen.

9. Werbung, unlauterer Wettbewerb, Zwang

Es gibt sehr viele gesundheitsfördernde Produkte von seriösen Arz-
neifirmen auf dem Markt. Viele davon stammen aus der Natur und
sind nachgewiesenermaßen unschädlich.

Haben Sie jemals erlebt, dass diese Firmen in den Schulen Wer-
bung machen dürfen? Ich nicht. Wieso dürfen das die Pharmafirmen fürs Impfen? Es gibt keine Impfpflicht in Deutschland! Und
doch versucht man/Arzt/Schule/Kindergarten, den Eltern ein
schlechtes Gewissen einzureden, wenn sie nicht impfen. Warum?

Freie Entscheidung? Nur für den, der Mut aufbringt – selbst zu
prüfen.

10. Impfschäden

Nicht erkannt, bagatellisiert, abgewiesen – ein Horrortrip für Betroffene und Eltern!

Was ist ein Impfschaden? Viele Beeinträchtigungen lassen sich
kurz nach der Impfung nicht feststellen oder zeigen nur langsam
fortschreitende Symptome, z. B. Herzmuskelentzündung. Das ist
ein häufig auftretender Schaden nach Hepatitis-B-Impfungen.

Beispiel: Ein Jugendlicher wird geimpft, der keinen Sport macht.
Drei Monate nach der Impfung lernt er aber ein sportliches Mäd-

chen kennen und fängt an, mit ihr zu joggen. Der Herzmuskel enthält normalerweise sehr viel Calcium, das wurde aber zur Verarbeitung der Impfung reduziert. Damit hält der Muskel der Beanspruchung nicht stand und entzündet sich. Wird der Zusammenhang nicht hergestellt, wird ein »schwaches« Herz diagnostiziert.

Daher nach einer Impfung alle Krankheitssymptome und Veränderungen an Körper und Geist innerhalb von sechs Monaten aufschreiben und aufbewahren. Dadurch kann später ein Schaden mit der Impfung und den aufgetretenen Symptomen in Zusammenhang gebracht werden.

11. Welche Impfung ist wann sinnvoll?

Die Tetanus-Impfung ist sinnvoll bei Kindern, die auf dem Land aufwachsen und häufig mit Pferden und Pferdemist in Kontakt kommt. Lesen Sie dazu im Lexikon nach, wo Tetanuserreger vorkommen und wie sie übertragen werden.

12. Wann impfen?

Nie impfen, wenn ein Infekt vorliegt. Da das Kleinhirn sich in den ersten drei Jahren weiterentwickelt und sich hier die Ausprägung des Koordinationsvermögen gestaltet, ist eine Impfung vor dem dritten Lebensjahr nicht sinnvoll.

Die sich ausweitenden Probleme der Kinder bei körperlicher Koordinationsfähigkeit und Sprache zeigen sich heute durch die vielfach bereits im Kleinkindalter notwendigen physiotherapeutischen und logopädischen Behandlungen. Gibt es da einen Zusammenhang?

13. Info-Adressen und Tipps

Gerhard Buchwald: »Impfen, das Geschäft mit der Angst«. Sachlich und informativ.

Viele Infos finden Sie hierzu auch wieder in der Zeitschrift »Natur+Heilen«.

Besonders interessant sind neueste Forschungen aus Italien, die feststellen, dass der Einsatz von Colostrum wesentlich besser vor Grippe schützt als eine Impfung.

Die Grippe-Impfungen sind meines Erachtens nur zur Geldgewinnung gedacht. Bei über 500 verschiedenen Viren, die eine Grippe verursachen können, kommen nur bis zu fünf Erreger-Typen in die Impfung. Da sich außerdem die Viren von Jahr zu Jahr verändern und Seren nur aus den Vorjahresviren entwickelt werden, ist der Impfschutz nicht sicherer als der Sechser im Lotto. Also lieber mit Schüßler-Salzen vorbeugen und gesund bleiben.

In meiner persönlichen Erfahrung haben nichtgeimpfte Kinder meist ein besser trainiertes Immunsystem, erkranken seltener und haben häufig weniger Kinderkrankheiten.

Wenn Sie Impfen, dann etwa vier Wochen zuvor mit den Schüßler-Salzen Nr. 2 und Nr. 4 die Verarbeitung vorbereiten. Nr. 4 Kalium chloratum unterstützt während der Impfreaktionszeit über das spezifische Immunsystem die Bildung der Antikörper und leitet gleichzeitig entstehende Schadstoffe aus.

ADS und AHDS

Unter diesen Abkürzungen werden viele verschiedene Formen der Aufmerksamkeitsdefizite sowie Verhaltens- und Koordinationsstörungen von Kindern erfasst und behandelt.

Leider werden diese Störungen sehr schnell mit Ritalin oder anderen Psychopharmaka behandelt. Zu Ritalin stellte der Göttinger Professor Gerald Hüther fest, das es einen hemmenden Einfluss auf die Nervenzellen hat, die Dopamin produzieren sollen. Ein Dopaminmangel im Erwachsenenalter führt, das ist wissenschaftlich belegt, zu einem Parkinson-Krankheitsbild. Daher befürchtet Hüther eine Häufung dieser Erkrankung bei mit Ritalin behandelten Kindern.

Viele Faktoren können bei Kindern zu Verhaltensstörungen führen: falsche Ernährung mit zu viel Zucker und industrieller Nahrung und den dadurch entstehenden Vitamin- und Mineralstoffmängeln *(siehe Kapitel Ernährung und Säurehaushalt)*, Belastung durch Funk- und Elektrostrahlung, Reizüberflutung durch Fernseher, Gameboy u. ä., Überforderung durch (oft gut gemeinte) Erziehungsfehler.

Kleinen Patienten, denen Ritalin drohte, konnte ich durch Bachblüten, Schüßler-Salze und eine Ernährungsumstellung diesen Weg ersparen. Zu Erziehung empfehle ich, die Bücher von Dr. Michael Winterhoff zu lesen.

ANHANG
MINERALSTOFF-THERAPIE NACH DR. SCHÜSSLER
Ergebnisse einer dreimonatigen Fachstudie

Seit den letzten fünf Jahren erleben die Schüßler-Salze, wie die Mineralstoffe nach Dr. Schüßler auch genannt werden, eine erfreuliche Renaissance. Zunehmend gibt es neue Publikationen mit Erfahrungsberichten von Therapeuten und Anwendern. Selbst die Boulevardpresse hat die Schüßler-Salze inzwischen entdeckt.

Die einfache Anwendung und die Übersichtlichkeit der Präparate ermöglicht es auch dem Laien, die Schüßler-Salze als alltägliche Hilfe bei Beschwerden einzusetzen. Sie sind Jungbrunnen, Schönheitsmittel und Regenerationsmittel für den Körper. Damit erfüllt sich auch Dr. Heinrich Schüßlers größter Wunsch: dass seine »Biochemie« zur Volksheilkunde werde.

Die Frage, ob Mineralstoffe in kleinster Konzentration und Darreichungsform dem Menschen von Nutzen sind, wird noch kontrovers diskutiert.

Sicher ist durch die Forschung der letzten Jahre immer wieder bestätigt, dass Wohlbefinden und Gesundheit des Menschen durch Vorhandensein oder Mangel an essenziellen Stoffen im Körper beeinflusst werden. »Wenn die Zelle alle notwendigen Stoffe erhält, die sie zur Funktion braucht, ist sie gesund.« Das konnte bereits der Wissenschaftler Dr. Virchow feststellen, dessen Arbeit als Grundlage zu Schüßlers Forschungen angesehen werden kann.

Eine gesunde, weitgehend vollwertige Ernährung reicht heutzutage oft nicht aus, alle Bereiche des Körpers optimal zu versorgen. Es liegen Defizite vor, weil wir zu sehr unter »Vollgas« leben, minderwertige Nahrung zu uns nehmen oder die angebotenen Stoffe aus der Nahrung wegen fehlender Katalysatoren und Begleitstoffe nicht verarbeiten können.

So liegt es nahe, nach einer entsprechenden Analyse dem Körper gezielt die fehlenden Mineralien zuzuführen. Die Defizite können auf diese Weise ausgeglichen werden. Die elf Grundsalze der schüßlerschen Biochemie liefern diese Mineralsalze. Sie sind Bau- und Funktionsstoffe und an allen biochemischen Vorgängen im Körper beteiligt.

Eigene Erfahrungen – Hintergründe der Studie

Durch die langjährige Erfahrung in meiner Heilpraxis konnte ich immer wieder die wunderbare Wirkung der Salze auf Körper und Seele der Menschen feststellen.

Viele Menschen erhielten, manchmal in unglaublich kurzer Zeit, Erleichterung oder Befreiung von langjährigen Beschwerden.

Der Reiz, diese Erfahrungen an einer größeren Gruppe nachzuweisen, gab den Anstoß zu der vorliegenden Studie. Kompetente Unterstützung fanden wir auch bei der Firma SALUS, welche die Haaranalysen auswertete.

Aufbau und Ablauf der Studie

Ausgewählt wurden Personen, die noch nie oder schon längerfristig keine Schüßler-Salze (mehr) eingenommen hatten.

Die Personen verpflichteten sich, die ausgewählten Mineralstoffe über einen Zeitraum von drei Monaten nach Anweisung einzunehmen.

Zu Beginn und nach Ablauf der drei Monate wurde bei allen Kandidaten durch eine ausführliche Anamnese des Gesundheitszustands und die vorhandenen Beschwerden erfasst.

Den Ist-Zustand und die erfolgten Veränderungen nach drei Monaten dokumentierten wir mittels Antlitzdiagnose der Mineralstoffdefizite, Haarmineralanalyse und Porträtfotos.

Von den 53 einbezogenen Personen konnten die Daten von 42 Personen nach Abschluss ausgewertet werden. Die anderen schieden wegen zwischenzeitlicher Einnahme von neuen Medikamenten oder aus persönlichen Gründen aus.

Die Ergebnisse lieferten insgesamt ein eindrucksvolles Bild, welche Veränderungen die Gabe der Schüßler-Salze in dieser kurzen Zeit bewirken kann.

Die Normalisierung verschiedener Funktionen und die einsetzende Regeneration zeigten, wie sehr die Funktion unseres Körpers und unser Wohlbefinden vom ausgewogenen Vorhandensein der Mineralstoffe abhängen. Es zeigte vor allem, wie einfach es ist, den körperlich-seelisch-geistigen Zustand des Menschen mit Hilfe natürlicher Mineralsalze zu verbessern.

Die Ergebnisse wurden nach verschiedenen Symptomgruppen zusammengefasst und dokumentiert. Folgende Symptomgruppen wurden benannt:

- Bewegungsapparat,
- Organe und Stoffwechsel,
- Hautprobleme sowie
- Allgemeines.

Aus diesen Gruppen stelle ich Einzelsymptome genauer dar. Dazu erläutere ich herausragende Einzelergebnisse und zeige Veränderungen an verschiedenen Personen mit Bild, Angaben der Antlitzdiagnose und/oder der Haaranalyse.

SYMPTOMGRUPPE STOFFWECHSEL UND ORGANBESCHWERDEN

In der Symptomgruppe Stoffwechsel und Organbeschwerden wurden Beschwerden zusammengefasst, die einzelnen Organen oder einer Fehlfunktion des Stoffwechsels zugeordnet werden.

Hierzu zählen Probleme aus den Bereichen von:
- Herz und Kreislauf,
- Blase,

- Niere,
- Verdauungsorgane,
- Lungen- und Bronchialsystem.

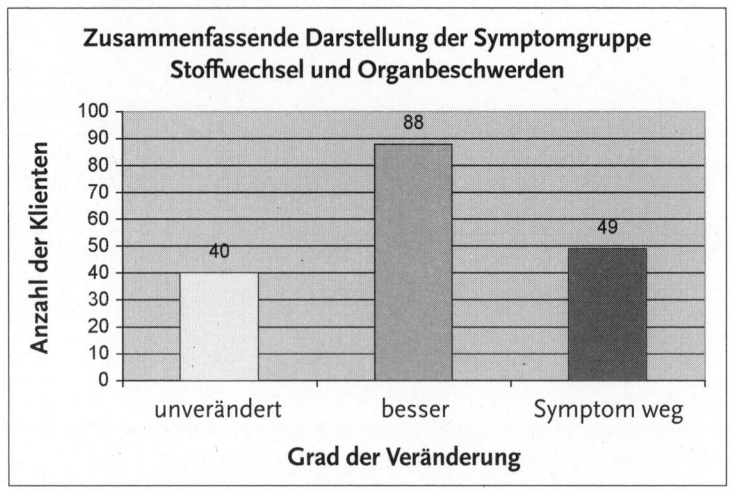

Abbildung 1: Zusammenfassende Darstellung der Veränderungen in der Symptomgruppe Stoffwechsel und Organbeschwerden

Innerhalb der Symptomgruppe mit Stoffwechselbezug fallen folgende häufig auftretenden Symptome der Klienten auf:

- Übersäuerung,
- Ernährungsprobleme,
- mit der Nahrungsaufnahme in Zusammenhang stehende Phänomene wie Heißhunger auf bestimme Speisen etc. und
- Verdauungsbeschwerden.

Im Folgenden werden einige markante Symptome bzw. Symptomkomplexe näher betrachtet.

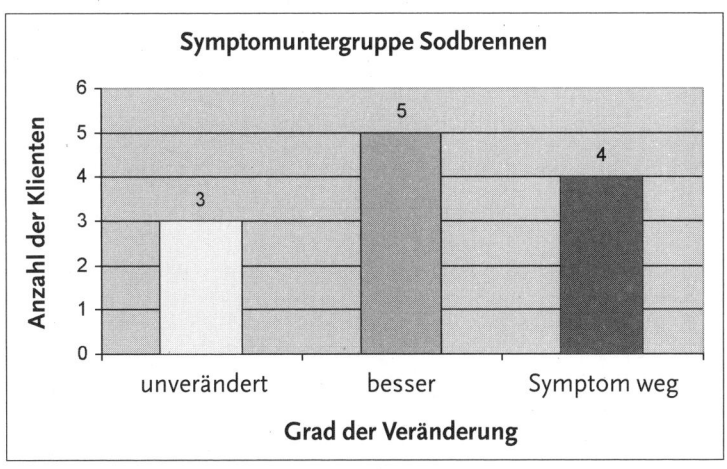

Abbildung 2: Veränderungen in der Symptomuntergruppe
Sodbrennen

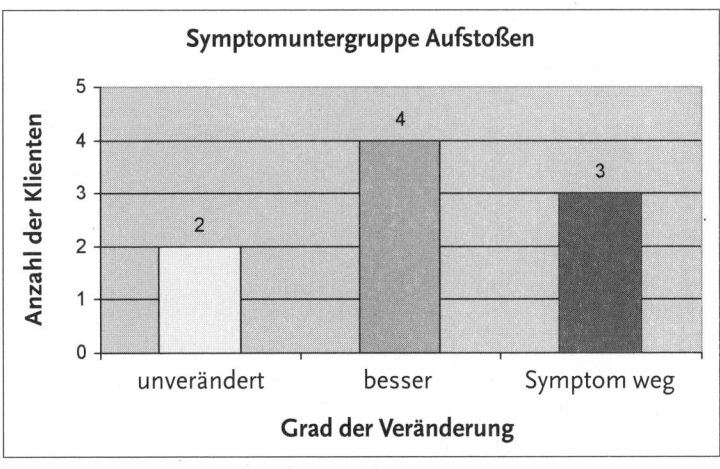

Abbildung 3: Veränderungen in der Symptomuntergruppe
Aufstoßen

In direktem Zusammenhang mit den deutlich positiven Veränderungen in den Symptomuntergruppen Sodbrennen und Aufstoßen steht eine durch Gabe des Schüßler-Salzes Natrium phosphoricum

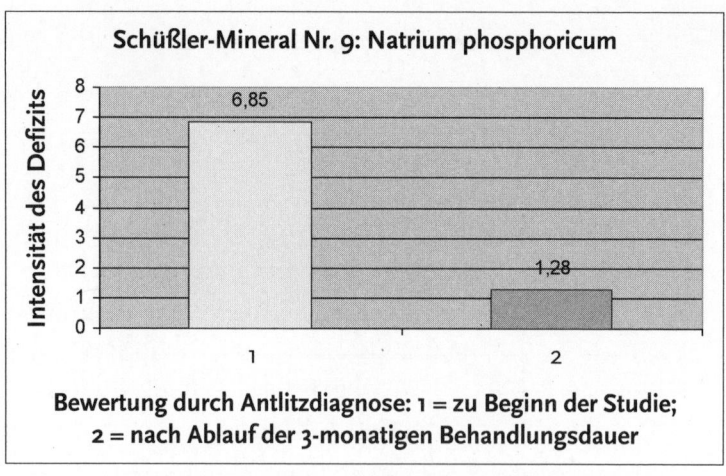

Abbildung 4: Darstellung des durch die Behandlung behobenen Mineralstoffdefizits an Natrium phosphoricum

behobene Mineralstoff-Mangelsituation. In Abb. 4 sind die Veränderungen deutlich sichtbar. Das gemittelte Gesamtdefizit der entsprechenden Klienten von Natrium phos. lag zu Beginn der Studie bei 6,85 auf der bis 10 gehenden Skala der Defizite. Nach der dreimonatigen Behandlungsdauer reduzierte sich das Defizit an Natrium phosphoricum im Mittel auf 1,28.

Bei den Abb. 5 und 6 stehen die positiven Veränderungen mit den Salzen Natrium sulfuricum und Natrium chloratum (Abb. 7 und 8) in Zusammenhang.

Am Symptom Salzhunger zeigt sich, dass der Körper Defizite und Ungleichgewichte bereits durch kleinste Anzeichen deutlich macht. So ist der Griff zum Salzstreuer keine reine Geschmacksfrage, sondern ein Hinweis auf eine Verschiebung im Natriumhaushalt. Sehr häufig liegt hier ein Zuviel an grob substanziellen Stoffen vor, die der Körper ohne die Hilfestellung der richtigen Mineralien nicht ausgleichen kann. Schäden entstehen beim Ungleichgewicht von Natrium chloratum vor allem im Flüssigkeitshaushalt des Kör-

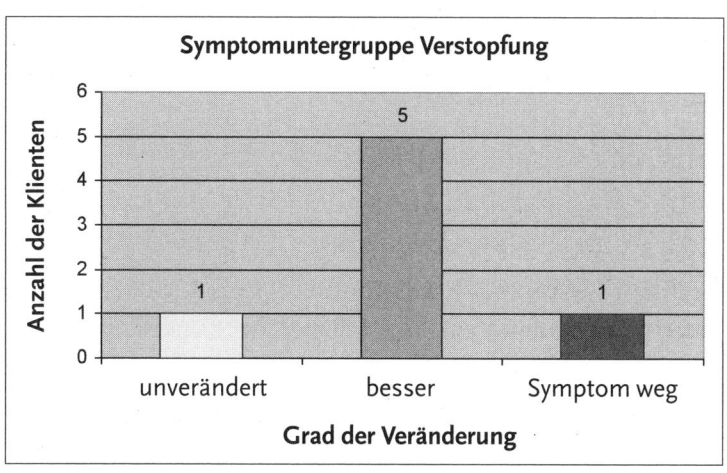

Abbildung 5: Veränderungen in der Symptomuntergruppe
Verstopfung

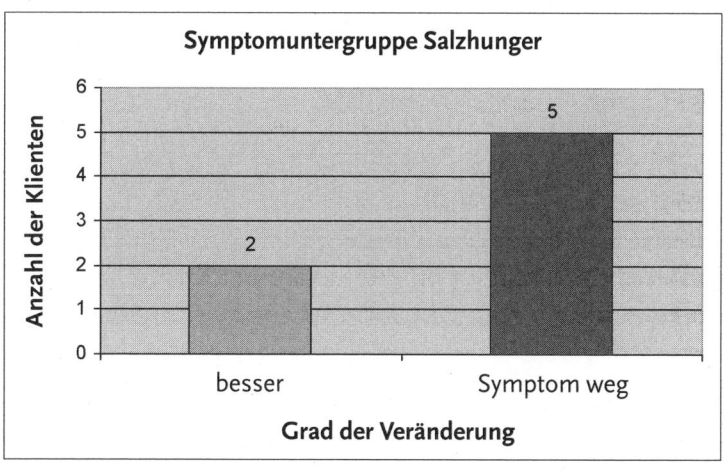

Abbildung 6: Veränderungen in der Symptomuntergruppe
Salzhunger

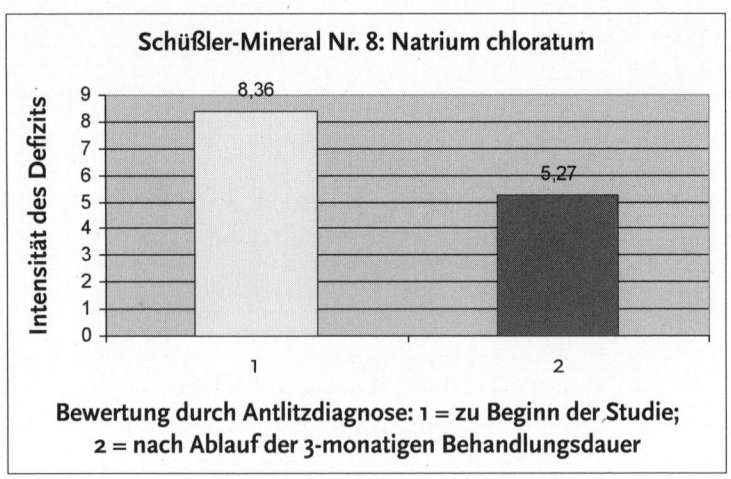

Abbildung 7: Darstellung des durch die Behandlung verringerten
Mineralstoffdefizits an Natrium chloratum

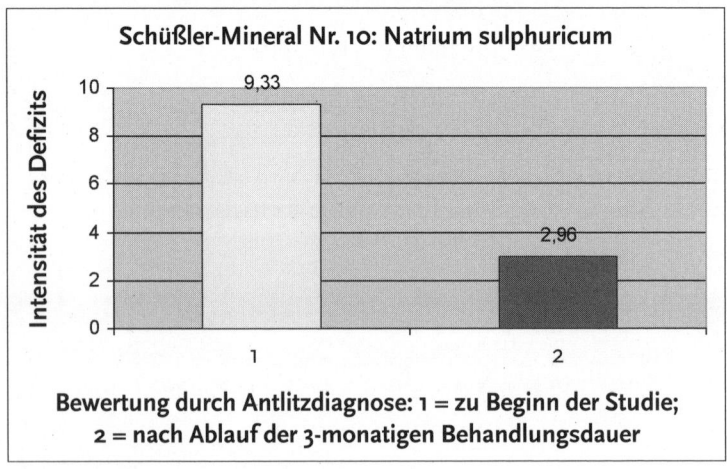

Abbildung 8: Darstellung des durch die Behandlung verringerten
Mineralstoffdefizits an Natrium sulphuricum

pers mit Auswirkungen auf Schleimhäute, Gelenke und die Fließeigenschaft des Blutes.

Bei Natrium chloratum (Abb. 7) ist der Rückgang der Defizite um ca. 30 % und beim Natrium sulfuricum (Abb. 8) von über 60 % zu verzeichnen.

Auf dem Foto zeigt sich der Rückgang des Defizits von Natrium sulfuricum an der Reduzierung der rötlich-bläulichen Färbung im Bereich Wangen, Nase und Kinn. Der Rückgang des Defizits von Natrium chlor. zeigt sich an der Heilung der wunden Lippe, die auch, wie im Bild deutlich sichtbar, nicht mehr spröde ist. Auch das feinere Porenbild ist auffallend. Die Kandidatin berichtet über Verbesserungen bei Blähungen und Verstopfung.

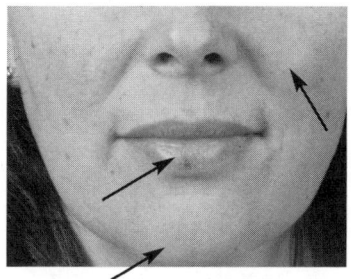 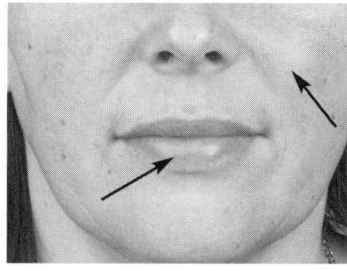

Abbildung 9a (zu Beginn der Studie) und 9b (Nach Ablauf der dreimonatigen Behandlungsdauer): Fallbeispiel für die Auswirkungen des Defizitausgleichs von Natrium sulphuricum

Besonders bemerkenswert sind die Veränderungen der Symptome, die durch Stoffwechselüberlastung, Müdigkeit und Antriebslosigkeit (Abb. 10) ausgelöst wurden. Die nach der Behandlungszeit verringerten oder nicht mehr vorhandenen Symptome stehen in direktem Zusammenhang mit dem Rückgang der Defizite bei den stoffwechselaktivierenden Salzen.

Diese spielen bei der Entgiftung von toxischen Belastungen durch Schwermetalle auch eine entscheidende Rolle. Durch die Gabe der Mineralsalze Kalium phosphoricum (Abb. 11), Kalium sulfuricum (Abb. 12) und Natrium sulfuricum (Abb. 8) wurden

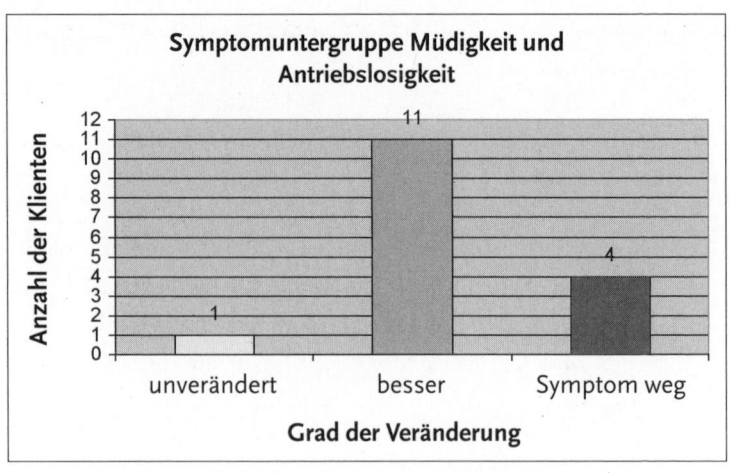

Abbildung 10: Veränderungen in der Symptomuntergruppe
Müdigkeit und Antriebslosigkeit

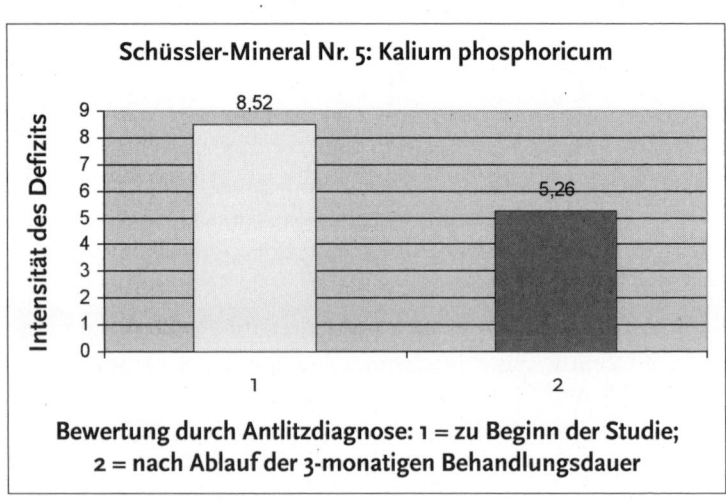

Abbildung 11: Darstellung des durch die Behandlung reduzierten
Mineralstoffdefizits an Kalium phosphoricum

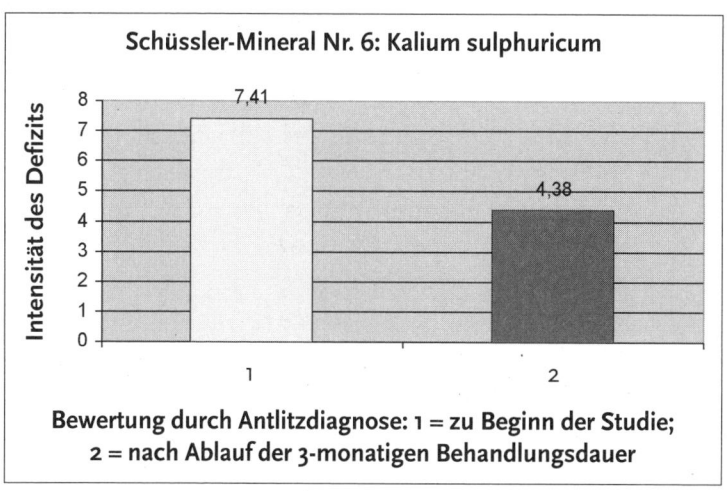

Abbildung 12: Darstellung des durch die Behandlung reduzierten Mineralstoffdefizits an Kalium sulfuricum

nicht nur die toxischen Belastungen verringert, sondern auch die Defizite ausgeglichen. Es wurde ein Rückgang des Mangels um jeweils ca. 30 % bei Kalium phos. und Kalium sulf. festgestellt, bei Natrium sulf. sogar von 60 %.

Nachfolgend zwei Diagramme zu Veränderungen bei den Schwermetallbelastungen; es werden Blei und Quecksilber dargestellt.

Die Diagramme zeigen jeweils die im Rahmen einer Haaranalyse gemessenen Werte in mg/KG (ppm) der Haare an. Geprüft wurden außerdem die Belastungen durch Aluminium, Antimon, Arsen, Barium, Cadmium, Nickel, Strontium und Thallium; diese werden jedoch aus Gründen der Übersichtlichkeit nicht gesondert dargestellt. Es sei angemerkt, dass bei allen genannten Stoffen eine deutliche Reduzierung durch die Behandlung mit den Mineralstoffen nach Dr. Schüßler festgestellt werden konnte.

Der untere Messwert bei Quecksilber liegt zwischen 0,118 bis 0,2 ppm. Die Werte liegen bis 0,4 innerhalb der Toleranzgrenzen,

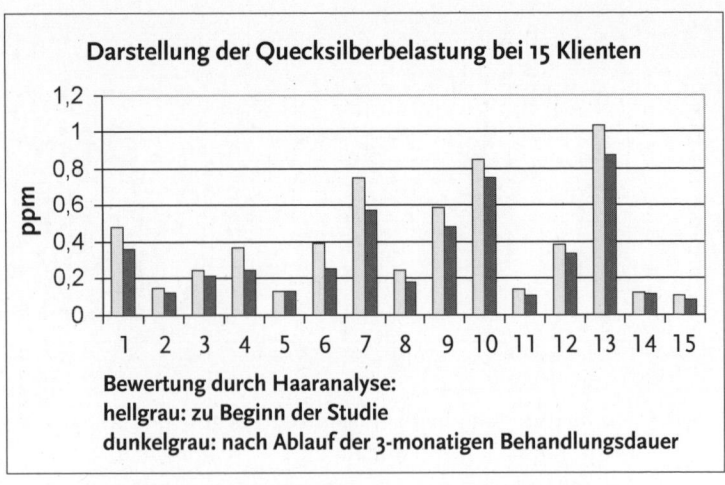

Abbildung 13: Darstellung der Quecksilberbelastung

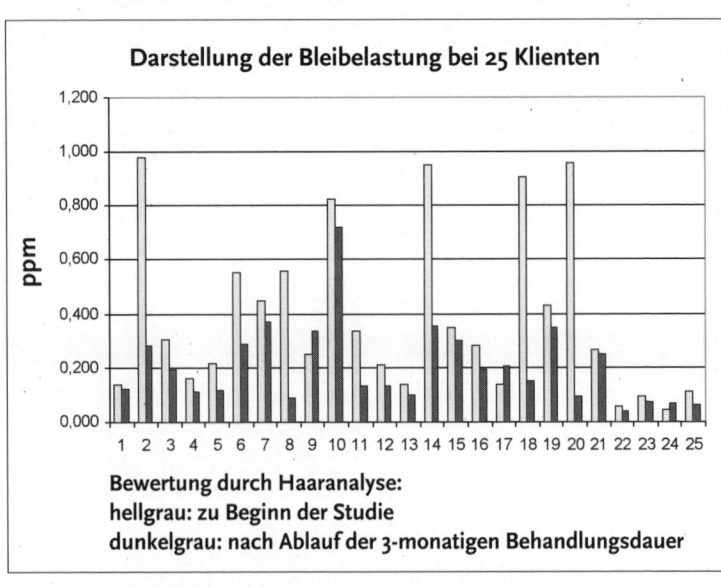

Abbildung 14: Darstellung der Bleibelastung

ab 0,4 wird die Belastung als eindeutig zu hoch deklariert. Damit sind zu Beginn der Studie bei den Studienteilnehmern über 30 % der Personen eindeutig zu hoch mit Quecksilber belastet.

Da Quecksilber eine der Belastungen ist, die aus Amalgamzahnfüllungen stammen können, zeigt sich, dass die Entgiftung mit Schüßler-Salzen in Begleitung zur Amalgamentfernung aus Zähnen äußerst sinnvoll ist.

Der unterste Messwert bei Blei liegt bei 0,187 ppm. Höhere Werte liegen bis 0,3 in einer sogenannten Toleranzgrenze, ab 1,19 wird die Belastung als deutlich zu hoch deklariert. Die Bleiwerte in Abb. 14 zeigen die unter 1 mg/Kg liegenden Messwerte. Diese liegen noch im Bereich der sogenannten Toleranz, zeigen aber deutlich, dass bei allen Personen messbare Belastungen vorliegen.

Die Werte in Abb. 15 lagen deutlich über 1 ppm und weisen damit auf einen Bereich hin, der bereits Schäden hervorrufen kann. Die Werte reduzierten sich innerhalb der Studie jeweils zwischen 40 und 70 %.

Belastungen mit den hier genannten schädlichen Stoffen bzw.

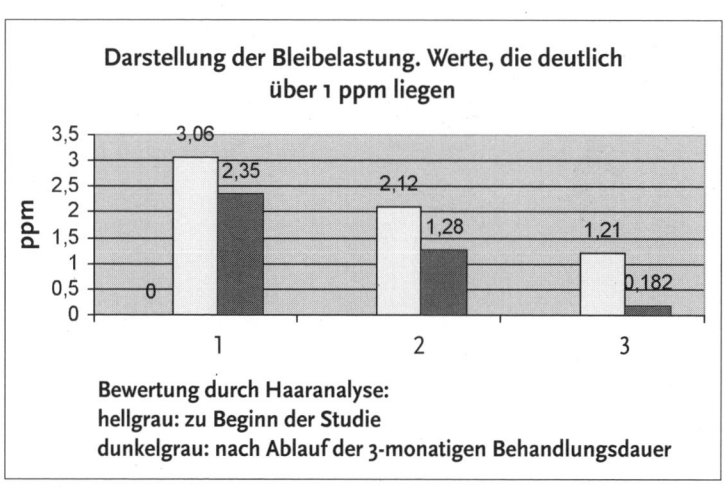

Abbildung 15: Darstellung der Bleibelastung. Werte, die deutlich über 1 ppm liegen

Schwermetallen entstehen durch den täglich Umgang mit Stoffen aus Nahrungsmittelverpackungen und Farben in Haushalt und Kleidung. Als Additive sind sie auch in Kosmetika und Medikamenten zu finden. Sie sind also Bestandteil unseres »zivilisierten Lebens« und daher inzwischen fast unvermeidbar.

Es zeigt sich, dass die Ausleitung als täglicher Schutz vor Schäden wichtig ist. Es ist eine vorbeugende Ausleitung anzuraten, um eine Ansammlung dieser schädlichen Substanzen im Gewebe zu verhindern.

Weitere Ergebnisse

Aus dem Bereich der Beschwerden wurden weitere positive Veränderungen bei Blasenbeschwerden, asthmatischen und allergischen Reaktionen, Übelkeit, Geschmacksveränderungen, Zungenbelag sowie einigen Herz- und Kreislaufbeschwerden registriert. Herauszustellen sind hierbei das völlige Verschwinden von stechenden Herzbeschwerden bei einer Kandidatin sowie die Verbesserung des Langzeit-Wertes einer Diabetikerin von 8,7 auf 5,6.

SYMPTOMGRUPPE HAUTPROBLEME

In dieser Gruppe wurden alle Symptome erfasst, die mit Hautreaktionen, Veränderungen, allergischen Reaktionen und Hautbeschaffenheit in Zusammenhang stehen. Die folgende Grafik gibt einen zusammenfassenden Überblick über die Heilungs-/Besserungserfolge in dieser Symptomgruppe:

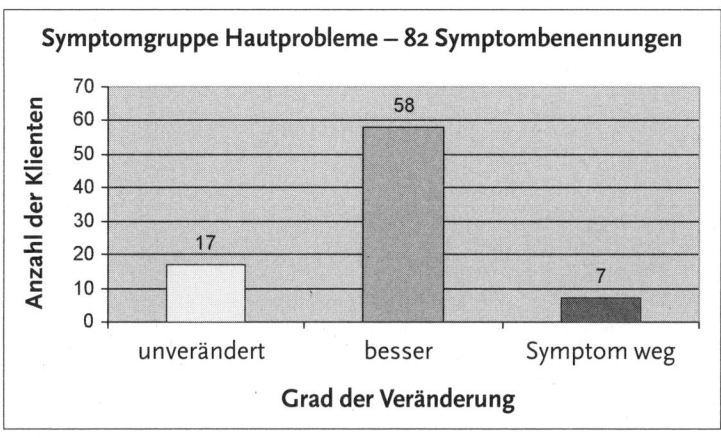

Abbildung 16: Veränderungen in der Symptomgruppe
Hautprobleme

Nachfolgend zwei Diagramme zu Veränderungen, die bei mehreren Personen dokumentiert wurden. Verbesserungen traten vor allem bei Symptomen auf, die meist als kosmetisches Problem betrachtet werden; hier braune Flecken, Hornhaut an den Füßen und Hautauflagerungen. So zeigt sich, dass auch diese Hautveränderungen auf Störungen im Mineralstoffhaushalt zurückzuführen sind.

Bei diesen Problematiken wurden während der Studie ergänzend Mineralstoff-Cremes angewendet.

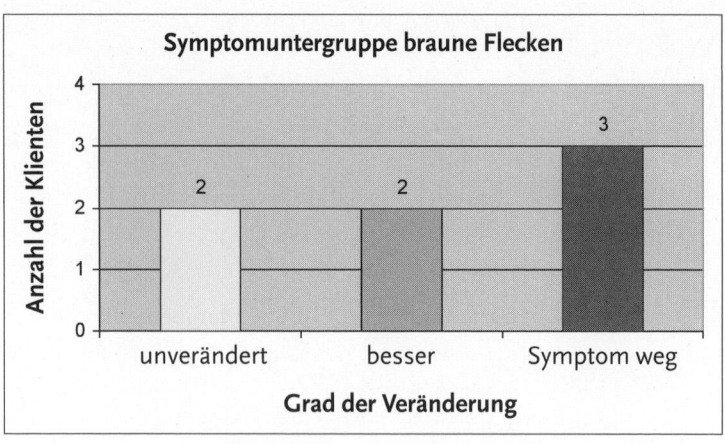

Abbildung 17: Veränderungen in der Symptomuntergruppe
»braune Flecken«

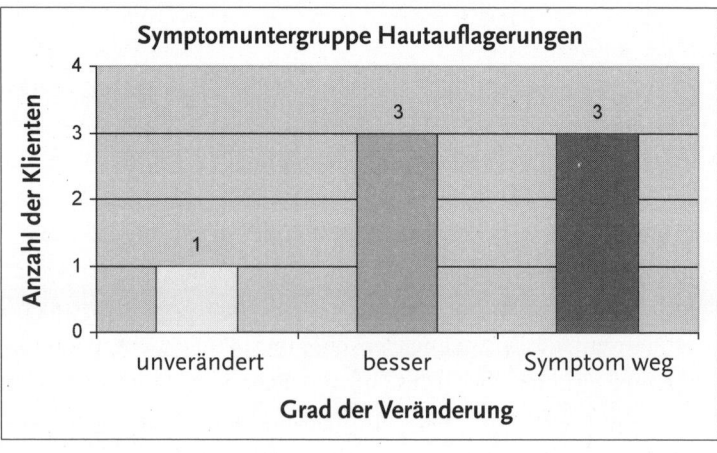

Abbildung 18: Veränderungen in der Symptomuntergruppe
»Hautauflagerungen«

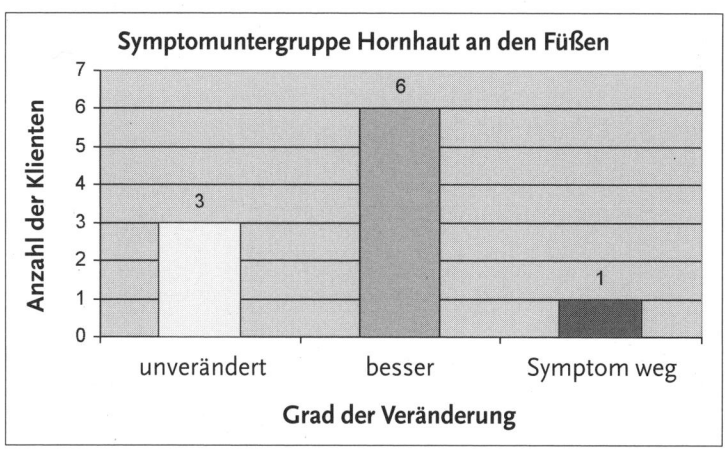

Abbildung 19: Veränderungen in der Symptomuntergruppe
Hornhaut an den Füßen

Ein ebenfalls als kosmetisch betrachteter Bereich ist Hornhaut unter den Füßen oder an anderen Körperstellen. Der Hornstoff wird im Körper durch den Mineralstoff Calcium fluoratum gebunden und lagert sich an der Oberfläche ab, wenn ein Defizit dieses Salzes besteht.

So reduzierten sich im Rahmen der Behandlungszeit die Hornhaut unter den Füßen und die Hautauflagerungen. (Siehe Abb. 3 und 4)

Die innere Anwendung durch Gabe von Calcium fluoratum wurde äußerlich durch die entsprechende Creme unterstützt.

Es verschwand außerdem im Zuge der Behandlung Fußpilz, juckende Pickel an den Füßen verringerten sich.

Am häufigsten traten bei den Klienten Hautprobleme mit folgenden Symptomen auf:

- Trockenheit an unterschiedlichen Stellen,
- Juckreiz,
- Pickel,
- weiße schuppige Haut,

- Mitesser und
- Hautrötungen.

Die meisten Besserungen waren bei trockener, schuppiger und juckender Haut zu verzeichnen. Sie wurden unter folgender Grafik Hautsymptome zusammengefasst.

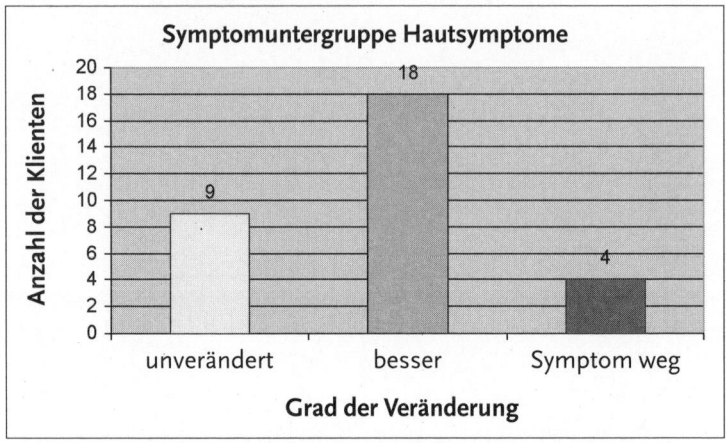

Abbildung 20: Veränderungen in der Symptomuntergruppe Hautsymptome

Besonders erfreulich fanden die meisten Klienten, dass das Hautbild allgemein frischer und klarer wurde. Bei einigen Klienten war eine deutliche Regeneration des Bindegewebes im Gesicht und eine Reduktion der Falten feststellbar. Die Porenstruktur wurde glatter und die durch die Defizite verursachten Verfärbungen wurden deutlich weniger. Einige dieser Veränderungen sind auf den nachfolgenden Bildern deutlich erkennbar.

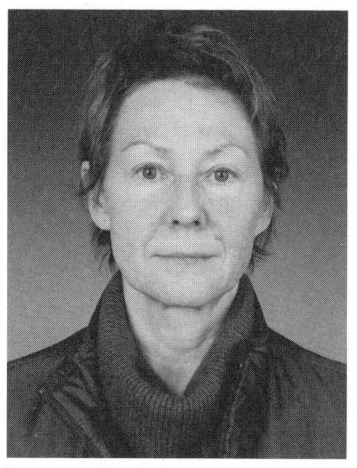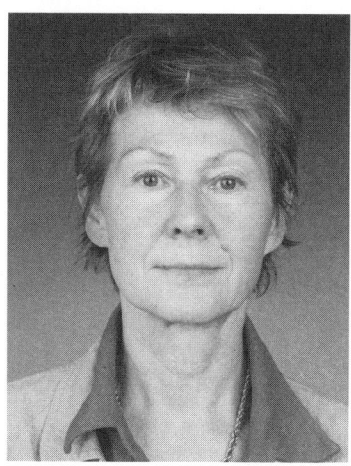

Abbildung 21a und 21b: Veränderungen im Bereich der Symptomuntergruppe Hautsymptome; zu Beginn der Studie (21a) und Bestandsaufnahem nach Ende der Studie (21b)

Es ist eine deutliche Verbesserung des Gesamtaussehens zu verzeichnen. Die Röte des Gesichts verringerte sich; diese wurde mit Magn. phos. behandelt; die weißen Augenringe sind Anzeichen eines Mangels an Kalium chlor.; sie wurden leicht reduziert.

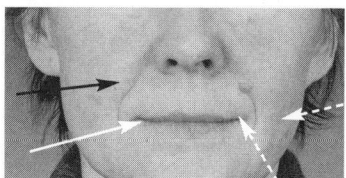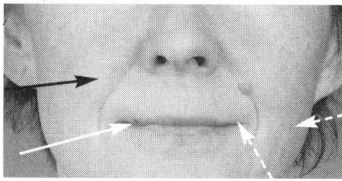

Abbildung 22: Vergrößerte Ausschnitte aus Abb. 21a und 21b

Bei Betrachtung der beiden vergrößerten Bildausschnitte wird der beschriebene Unterschied noch deutlicher. Zudem sieht man die weniger trockenen Lippen (weißer Pfeil), die glättere Haut (schwarzer Pfeil) und die Veränderungen bei den Mundfalten und Bindegewebe der Unterkieferpartie (gestrichelte Pfeile).

Die folgende Kandidatin mit entzündlicher Akne war besonders erfreut über die Verbesserungen. Die neu entstehenden Pickel entzündeten sich nicht mehr. Die Menge der auftretenden Pickel ist ebenfalls geringer geworden. Die Haut ist insgesamt glatter und klarer geworden.

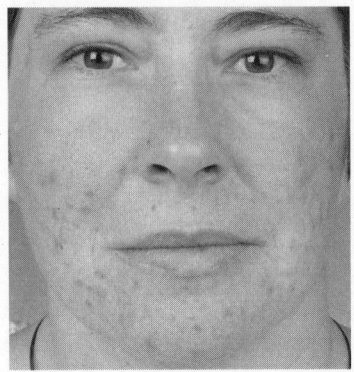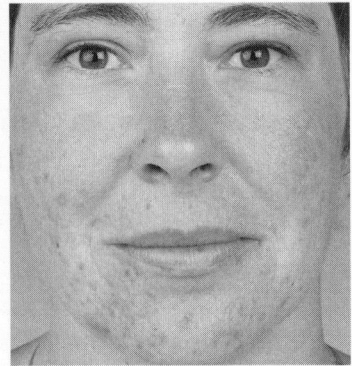

Abbildung 23a und 23b: Fallbeispiel aus der Symptomuntergruppe Hautsymptome: Vor der Behandlung (23a) und nach der Behandlung (23b)

SYMPTOMGRUPPE SONSTIGE BESCHWERDEN

In dieser Symptomgruppe wurden folgende physische und psychische Symptome zusammengefasst:

- Nervosität,
- Unruhe und andere Erregungszustände,
- Probleme im Bereich Mund, Hals, Nase, Ohren,
- Infektanfälligkeit,
- prämenstruelle Beschwerden und Menstruationsbeschwerden.

Die folgende Grafik zeigt die Veränderungen aller 83 Symptome, die von den Klienten genannt wurden:

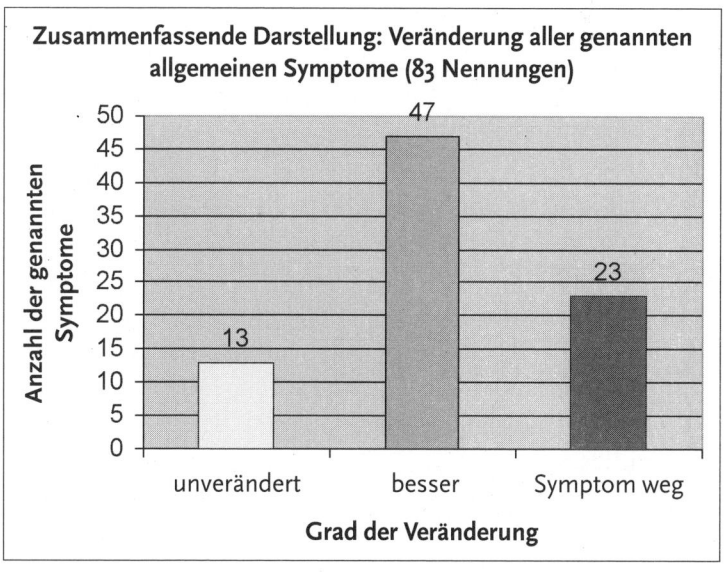

Abbildung 24: Veränderung aller genannten allgemeinen Symptome

Die Nervosität nahm bei allen Klienten ab, sie fühlten sich stabiler und ausgeglichener. Depressive Stimmungen, Lustlosigkeit, Überlastungsgefühle und Aggressionen wurden weniger, die Konzentrationsfähigkeit nahm zu. Das folgende Diagramm zeigt die Untergruppe Nervosität:

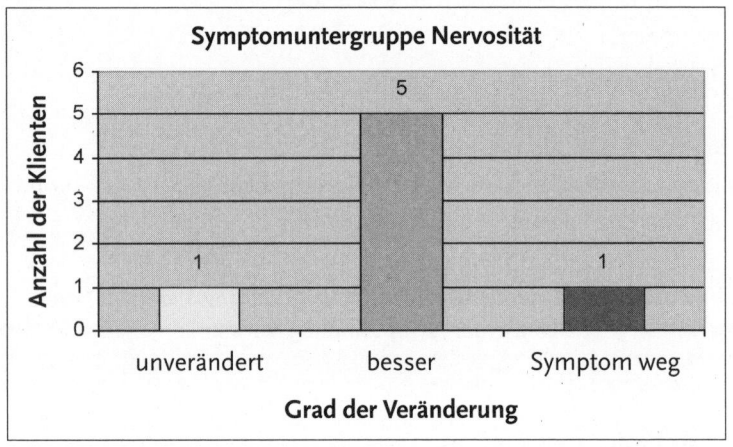

Abbildung 25: Veränderungen in der Symptomuntergruppe
Nervosität

Bei einem Mädchen mit Unruhe und Konzentrationsstörungen wurden diese deutlich besser, was sich am Schulverhalten und den Leistungen bemerkbar machte. Die beiden folgenden Fotos zeigen das Mädchen vorher und nachher. Der Gesichtsaudruck ist frischer, die Haut weniger grau-weiß. Das ist verursacht durch die Reduzierung der Defizite von Calcium phos. und Kalium phos.

Der Gesamteindruck ist lebendiger und aufmerksamer, was auch die Familie bestätigt.

Bei den vormenstruellen Beschwerden konnten Schmerzen, Verstopfung und Reizbarkeit bei den Klientinnen, die diese Symptome angegeben hatten, gelindert werden.

Während der Menstruation besserten sich Zyklus, Beschaffen-

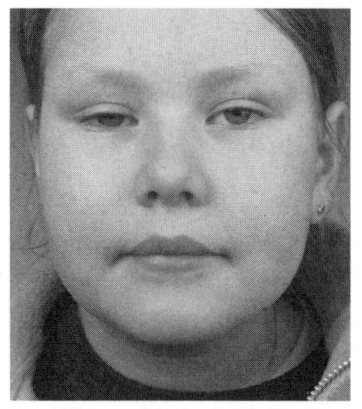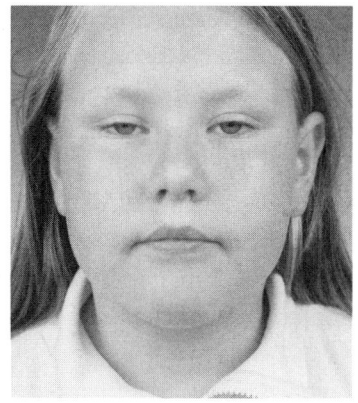

Abbildung 26a und 26b: Beispiel einer Klientin aus der
Symptomuntergruppe Nervosität: vor (26a) und nach Abschluss
der Studie (26b)

heit, Schmerzen, Hautunreinheiten und andere Symptome. Sogar
ein vorher diagnostizierter Scheidenpilz verschwand. Die unten-
stehende Grafik zeigt, dass bei 75 % der Klientinnen eine Besserung eintrat oder das Symptom sogar verschwand.

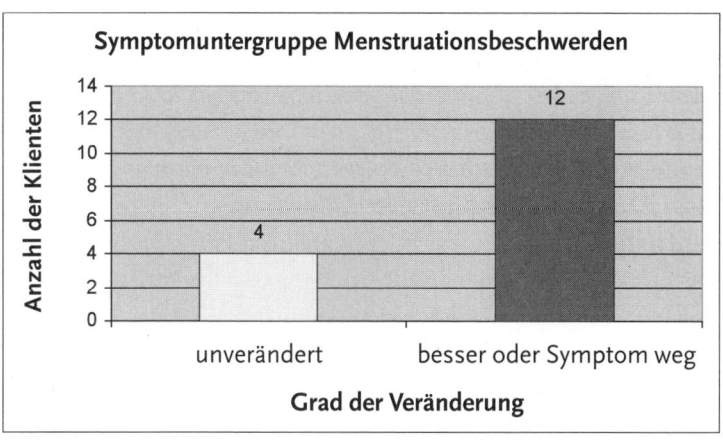

Abbildung 27: Veränderungen in der Symptomuntergruppe
Menstruationsbeschwerden

Die Veränderungen in der Symptomgruppe Probleme im Bereich Mund, Hals, Nase, Ohren, Infektanfälligkeit stehen bei den Kandidatinnen in Zusammenhang mit der Gabe der Schüßler-Salze Kalium chloratum, Magnesium phosphoricum und Natrium chloratum.

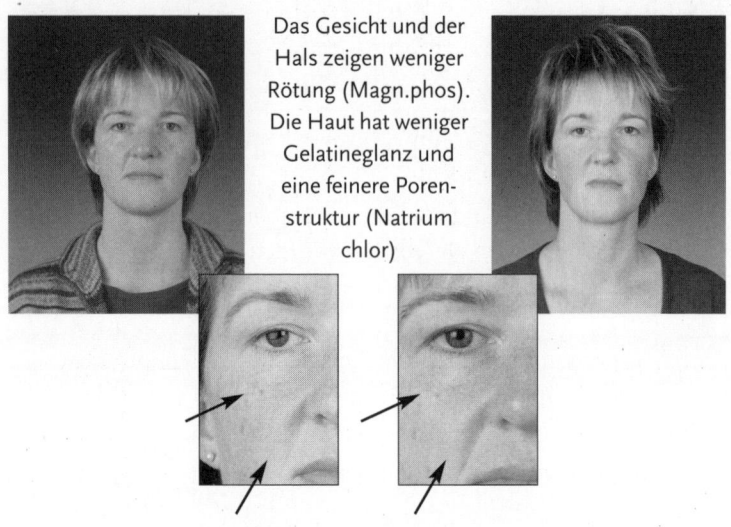

Das Gesicht und der Hals zeigen weniger Rötung (Magn.phos). Die Haut hat weniger Gelatineglanz und eine feinere Porenstruktur (Natrium chlor)

Abbildung 28a–d: Beispiel für eine Veränderung in der Symptomgruppe Probleme im Bereich Mund, Hals, Nase, Ohren, Infektanfälligkeit

Positive Veränderungen zeigten sich auch bei Ohrgeräuschen, sowohl Rauschen als auch pfeifende Töne wurden weniger.

Die Infekte nahmen bei bisher anfälligen Personen deutlich ab, damit verbundene Symptome wie beeinträchtigte Atmung und entzündliche Reaktionen wurden deutlich besser oder verschwanden.

Deutlich auch die Veränderungen bei Zahnfleischbluten:

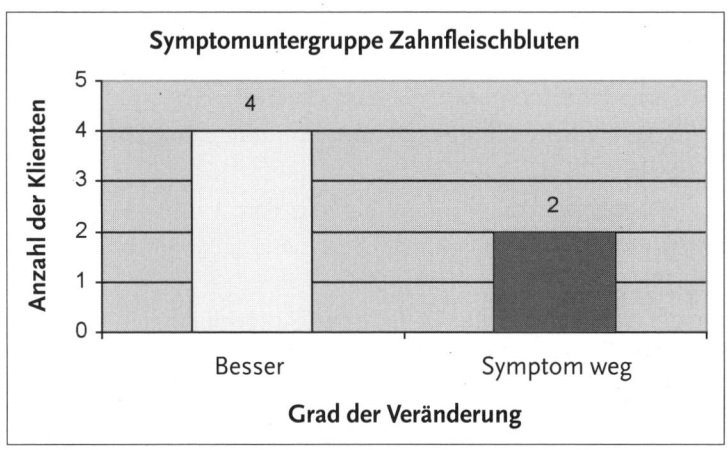

Abbildung 29: Veränderungen in der Symptomuntergruppe
Zahnfleischbluten

Bei den sechs Klienten, die dieses Symptom nannten, trat bei vier
eine Besserung ein, bei zwei Klienten verschwand das Zahnfleischbluten.

Die Auswertungen brachten Überraschendes zutage, die Wirkung der Schüßler-Salze auf den Organismus konnte eindrucksvoll belegt werden.

Die ausgleichende Wirkung auf die Balance der Stoffe kann deutlich anhand der Haarmineralanalysen nachgewiesen werden.

Ausgleich substanzieller Defizite der Hauptmineralien

Ausgleich der Mineralien von zu niedrig auf normal. Ausgewertet wurden die Hauptmineralien Calcium, Kalium, Natrium, Magnesium und Silizium.

Mineralstoffmangelzustände, die zu Beginn der Studie bestanden, wurden ausgeglichen.

Interessant ist hierbei, dass geringe Symptombilder der Teilnehmer sehr schnell verschwanden. Es zeigte sich auch in der Haaranalyse eine prompte Regulierung der Defizite. Dies belegt, dass kleine Schäden im Körpersystem sehr schnell mit Hilfe der Schüßler-Salze reguliert werden können.

Damit ist nachgewiesen worden, dass der Einsatz der Schüßler-Salze als Prophylaxe sinnvoll ist.

Regulierung der Verwertbarkeit der Hauptmineralien (Calcium, Kalium, Natrium, Magnesium und Silizium)

Stoffe, die in der ersten Auswertung mit zu hohen Konzentrationen gemessen wurden, regulierten sich auf Normalniveau. Die zu hohe Konzentration zeigt, dass der Körper vor der Einnahme der Schüßler-Salze den Mineralstoff aus der Nahrung aufgenommen hat, ihn aber nicht verarbeiten konnte.

Die Schüßler-Salze fördern und regulieren die Verwertbarkeit aller anorganischen Stoffe im Körper.

Regulierung von anderen Mineralien und Spurenelementen

Regulierung von weiteren Spurenelementen wie Selen, Zink und Chrom. Hier zeigt sich wiederum die Interdependenz der Stoffe. Fehlt ein bestimmtes Mineral, können andere nicht oder nur fragmentarisch verwertet werden: Als Beispiel sei hier die Eisenverwertung im Zusammenhang mit der Gabe von Mangan genannt. Dieses Ergebnis kann als Meilenstein in der biochemischen Lehre angesehen werden: Durch Gabe der elf Grundsalze können nicht nur die Defizite und Störungen der Hauptmineralien bereinigt werden, sondern es wird auch die Verteilung und Aufnahmefähigkeit aller Mineralien und Spurenelemente ermöglicht, die der Körper erst durch bzw. nach Gabe der Grundsalze wieder verarbeiten kann.

Ausleitung von toxischen Stoffen

Es konnte eine hohe Ausleitung von Schadstoffen, vor allem der Schwermetalle, nachgewiesen werden. Die Ergebnisse liefern den Beweis, dass der Körper bei ausreichender Versorgung mit den notwendigen Mineralien in der Lage ist, Schadstoffe auszuscheiden. Die damit verbundenen Schädigungen können wieder ausgeglichen werden.

Das Ergebnis belegt eindeutig, dass die Wirkung der Schüßler-Salze sowohl auf substanzieller Zufuhr der benötigten Mineralsalze, als auch auf energetischer, regulativer Wirkung auf die Gesamtmineralstoffverteilung und -aufnahmefähigkeit beruht.

Mein persönliches Fazit daraus ist, dass die Mineralstofftherapie nach Dr. Schüßler eine sehr geeignete Methode ist, um Wohlbefinden und Gesundheit des Menschen wiederherzustellen und zu erhalten. Darauf aufbauend können andere Therapieformen das Heilungsvermögen des Körpers unterstützen. Die Mineralstofftherapie nach Dr. Schüßler kann somit als Fundament des Gesundungsprozesses angesehen werden. Ist das Fundament nicht in Ordnung, können – um in unserem Bild zu bleiben – keine anderen Stockwerke gebaut, also keine anderen Heilmethoden erfolgbringend eingesetzt werden.

Ich erachte es als äußerst empfehlenswert, dass in jedem Haushalt – als Ergänzung der schon vorhandenen Hausapotheke – eine »Schüßler-Apotheke«, bestückt mit den elf Grundsalzen, eingerichtet wird. Folgendes kann diese »Apotheke« leisten, sie kann

a. den täglichen Bedarf an Mineralsalzen ergänzen und ausgleichen,
b. die Aufnahmefähigkeit der Nahrung verbessern,
c. kleinere Beschwerden des Menschen regulieren und damit Vitalität und Lebensfreude bis ins hohe Alter erhalten,
d. bei schweren Erkrankungen die Selbstheilungskräfte des Körpers unterstützen und so die Lebensqualität verbessern oder erhalten.

Während der Studie wurden die Mineralstoffe für die Behandlung von der Firma OMP/Orthim zur Verfügung gestellt, ich verwende sie auch seit Jahren für meine Patienten. Weitere Informationen finden Sie auf unserer Internetseite: www.schuessler-praxis.de

REPERTORIUM

Symptome	\anzuwendende Mineralstoffe										
	1	2	3	4	5	6	7	8	9	10	11
Abends nicht zur Ruhe kommen											x
Abmagerung		x		x		x	x				
Abmagerung des Bindegewebes → Haut wird schlaff	x										x
Abmagerung durch fehlendes Bindegewebe			x								x
Abschuppungen von Epidermis- und Epithelzellen	x				x						
Abschuppungen → weiße								x			
Abszess → allgemein			x	x		x			x	x	x
Absonderungen → stinkend						x				x	
Abstumpfung → geistig und körperlich	x					x					
Abszess → mit stinkenden, schmierig-blutigen Sekreten						x					
Absonderungen → gelb, klebrig, eitrig, sauer riechend							x		x		x
Adrenalinhaushalt → Störungen					x						
ADS und ADHS bei Kindern			x				x				x
Aids → siehe Immunsystem			x	x	x	x	x				
Akne						x				x	x
Akomodationsstörungen	x										
akute Erkrankungen → mit plötzlichen Schmerzen			x								
Alpträume			x								
Alkoholsucht			x			x		x		x	
Allergie → allgemein			x	x							
Allergien auf Nahrungsmittel			x	x		x		x	x		
Allergien → auf Tiere und deren Ausscheidungen			x	x							
Allergien → auf Pflanzen und deren Pollen			x	x				x			
Allergien → mit wässrigen Ausscheidungen			x	x				x			
Allergie → mit Hauterscheinungen			x	x		x		x			
allergischer Schock			x	x							

Symptome	anzuwendende Mineralstoffe										
	1	2	3	4	5	6	7	8	9	10	11
allergisches Asthma		x		x				x			
Alpträume nach schwerem Essen oder Alkohol						x					
ALS und ähnliche neurologische Erkrankungen	x	x		x		x					x
Altern → vorzeitiges	x			x							x
Altersflecken		x		x							
Altersschwerhörigkeit			x								x
Analfissuren	x						x				
Anämie → Mangel an Erythrozyten → Blutarmut – Bleichsucht		x	x				x				
anaphylaktische Reaktionen und Schock		x	x								
Aneurysmen	x		x	x							x
Anfälligkeit → allgemeine	x	x							x		x
Angina	x		x	x							
Angina pectoris		x			x	x	x				
Angiome		x									
Angst vor Dunkelheit		x									
Ängstlichkeit		x			x	x	x				x
Angstzustände		x									
Angstzustände in engen Räumen						x					
Anlaufschwierigkeiten der Extremitäten morgens						x		x			
Antriebsstörungen						x					
Apathie						x					
Apoplexnachsorge		x	x								x
Appetitlosigkeit		x		x			x				x
Appetitstörungen								x			
Ärger → Galle läuft über						x					
Argwohn						x					
Arterien → Erschlaffung	x		x								x
Arteriosklerose	x		x	x			x				x
Arthritis	x	x	x	x					x		x
Arthritis mit Gelenkverdickungen		x	x	x					x		x
arthritische Beschwerden die wandern, besonders nachts		x	x			x	x	x			
Arthrose	x	x		x			x	x	x		x
Arythmien		x			x	x					
Asthma → Krampf der Bronchien oder Lungenbläschen	x	x		x	x		x		x		
Asthmatische Entwicklungen		x	x								
Atem → saurer									x		
Atemwegskatarrhe		x		x		x					
Atmung → krampfartige		x									

Symptome	anzuwendende Mineralstoffe										
	1	2	3	4	5	6	7	8	9	10	11
atophische und nekrotische Prozesse				x	x		x	x			
Atrophie der Muskeln	x			x			x				
Aufnahmefähigkeit gestört	x										
Augen → Verschlechterung der Sehkraft	x					x					
Augen → tränend								x			
Augen → trocken								x			
Augenentzündung			x	x		x					
Augenmuskelschwäche	x										
Augenschmerzen → Druck von innen							x		x		
Augenschmerzen mit Tränenfluss und Rötung der Bindehaut			x				x	x			
Augenvernarbungen	x										
Ausdauer → fehlende	x	x									
Ausfluss → gelblich, scharf, sauer riechend						x		x			
Ausfluss weiß → eiweißhaltig		x									
Ausfluss → zäh, weiß-grau (Weißfluss)			x								
Ausgleich des Tag- und Nachtrythmus							x				
Ausscheidung von Giftstoffen						x	x	x			
Ausscheidungen → eitrige bei Erkrankungen							x		x		x
Ausscheidungsprobleme allgemein						x				x	x
Ausschläge mit Verhärtungserscheinungen	x										
Austrocknung								x			
Autoimmunkrankheiten			x	x							
Bandscheibenschäden (Wasserverlust)	x			x				x			x
Bauchentzündungen			x								
Bauchfellentzündungen				x	x		x		x		
Bauchgeräusche morgens										x	
Bauchschmerzen mit Krämpfen							x		x		
Bauchschmerzen schneidend									x		
Bauchschmerzen vom Nabel ausgehend							x				
Bauchspeicheldrüse → Störungen							x	x		x	
Bauchspeicheldrüsenentzündung				x	x			x		x	
Bauchspeicheldrüsenstenosen	x										
Bauchwasser								x			
Beinödeme						x		x	x	x	
Beinschmerzen	x	x									
Beklemmungsgefühle → Kleidung engt ein							x				
Bellender Husten			x								
Beschwerden nach Fettem und Süßem, Kaffee, Alkohol, Fleisch							x		x		
Besenreiser	x			x							x
Bettnässen			x						x		
Bewegungseinschränkung der Hände	x	x						x	x		x

Symptome	anzuwendende Mineralstoffe										
	1	2	3	4	5	6	7	8	9	10	11
Bewegungseinschränkung	x	x						x			
Bildung der Immunglobuline		x		x							
Bindegewebe → fibrinöse Verklebungen				x			x				x
Bindegewebe → Säureablagerungen				x					x		x
Bindegewebeaufbau gestört				x							x
Bindegewebeoedeme								x			x
Bindegewebeschwund der Organe → Lunge, Herz											x
Bindehautentzündung			x	x			x				
bitterer Geschmack										x	
Blähbauch nach dem Essen						x	x				
Blähungen → stark stinkende				x	x					x	
Blähungen → trotz Winde keine Besserung							x				
Blähungen → schmerzhaft, stinkend → schwefelig							x		x		
Blähungen → vor allem kurz nach dem Essen						x	x				
Blähungskoliken im Magen-, und Darmtrakt							x		x	x	
Bläschen											x
Bläschen mit flüssigem, klaren Inhalt								x			x
Blase → Krämpfe der glatten Muskulatur							x				
Blase → organische Beschwerden						x	x	x			
Blasenkatarrh mit gelbschleimigem Sekret.						x					
Blasenentzündungen			x	x	x						
Blasenkatarrh			x	x	x		x	x			
Blasenmuskel → Inkontinenz	x	x						x			
Blasenschließmuskelschwäche	x	x									
Blasensenkung	x										
Blasenstörung mit Sedimenten								x	x		x
Blässe → schlechte Durchblutung der Haargefäße				x		x					
blaurote Nase (Stoffwechselproblem bei feuchtem Witterung)									x		
Blut verdickt → die Fließfähigkeit ist eingeschränkt				x							
Blutarmut → Eisenhaushalt		x	x								
Blutarmut → zuwenig Wasser im Blut								x			
Blutdruck → hoher	x	x		x	x		x				
Blutdruck → niedriger		x		x	x		x	x			
Blutdruck reguliert → treibt ihn nicht höher, ist ausgleichend				x							
Blutdruckschwankungen		x		x	x						
Blutergüsse im Gelenk			x							x	x

Symptome	anzuwendende Mineralstoffe										
	1	2	3	4	5	6	7	8	9	10	11
Blutergüsse → schwefelgelb										x	x
Blutergüsse → blaue Flecken			x								x
Blutgerinnungsstörungen		x		x							
Blutkrankheiten der Erythrozyten		x	x								
Blutleere der Muskulatur durch zu hohe Muskelspannung		x					x				
Blutleere der Organe		x									
Blutstörungen		x		x							
Blutungen → frischrote aus Enddarm und Hämorrhoiden			x								
Blutungen → mit hellem, frischen Blut, dass schnell gerinnt			x								
Blutungen → heftig bis unstillbar → mit Nr. 3		x	x				x				
Blutungen → septische		x			x						
Blutungen → wässerige		x					x				
Blutverlust durch Menstruation		x					x				
Blutverlust nach OPs (Blut gerinnt schwer)		x	x				x				
Blutzellen - Abbau → Apotose		x					x	x			
Borreliose-Infektion		x		x							
braune und schwarzbraune Hautveränderungen						x					
Brechdurchfall			x				x	x	x		
Bronchialinfekte			x								
Bronchitis			x	x		x	x				
Brüche	x	x					x				x
Bruchleiden	x										x
Brust → Zysten				x		x					
Brustdrüsenentzündung → auch beim Stillen				x	x		x				
Brustdrüsenschwellung				x			x				
Brustfellentzündungen			x	x	x		x				
Cellulitis → schlaffes Gewebe	x						x				x
Claudicatio	x			x	x	x					
Cholesterinhaushalt gestört						x			x	x	
Chronisch rezidivierende Erkrankungen			x		x	x	x				
chronische Müdigkeit						x					
Colitis ulcerosa				x		x	x	x		x	
Cortisonhaushalt → Störungen				x		x					
Couperose	x			x							
Darm → Krämpfe der glatten Muskulatur							x				
Darm → organische Beschwerden								x	x		
Darmgeschwüre				x			x				
Darmträgheit → erlahmende Peristaltik			x				x				

Symptome	anzuwendende Mineralstoffe										
	1	2	3	4	5	6	7	8	9	10	11
Dauerverkrampfungen		x					x				
degenerativen Leiden mit Zellzerfall		x		x		x					
Deliriumszustände		x		x							
Denkleistung nachlassend	x			x							
Depressionen		x		x		x					
Der Mensch reagiert »sauer«, aggressiv, schlecht gelaunt									x		
Diabetis → Auf- und Abbau Glykogen → Zuckerumwandlung				x		x	x		x	x	
Diphterie		x	x	x							
Dornwarzen	x										
Druck unterm rechten Rippenbogen						x			x		
Druckschmerz im Bauch						x					
Drüsen- und Hormonfunktion gestört				x		x					
Drüsen → harte Knoten	x										
Drüseneiterung				x		x			x		x
Drüsenentzündungen		x	x	x							x
Drüsenschwellung		x		x							x
Drüsenstauungen				x			x	x		x	
Drüsentätigkeit → gestört		x		x			x	x			
Drüsenverhärtung											x
Dupuytrensche Kontraktur	x							x			x
Durchblutungsstörungen → verdicktes Blut				x					x		
Durchbruch der Zähne schwer	x										
Durchfall → wässriger, schleimiger				x				x			
Durchfall → besonders morgens										x	
Durchfall → durch seelische Aufregung					x		x				
Durchfall → mit Verstopfung wechselnd										x	
Durchfall → akut			x				x	x			
Durchfall → unverdaute Speisen im Stuhl			x			x			x		
Durchfall → wässrig, spritzend								x	x		
Durchfall → ruhrartige, stinkende → auch bei Kindern			x			x					
Durchfall → gelb-grüne, sauer riechend, schaumig										x	x
Durchfall → mit Schleim				x		x	x				
Durstgefühl → ständiges							x				
Eierstockentzündungen				x	x						
Eierstöcke → unterstützt die Funktion				x			x				
Eierstöcke → Zysten				x			x				
eingerissene Mundwinkel	x		x								
Einschlafen der Extremitäten		x									
Taubheit der Hände und Finger		x									

Symptome	1	2	3	4	5	6	7	8	9	10	11
Einschlafen und Kribbeln der Hände und Finger		x									
Einschlafstörungen		x									
Eisenmangel allgemein		x	x								
Eisenmangel in der Schwangerschaft		x	x								
Eiterabszesse			x	x	x			x			x
Eiterhöhlen				x				x			x
Eitervergiftung			x	x				x			x
Eiweißausscheidungen im Urin		x									
Eiweißverarbeitung gestört ·		x	x								
Ekzem mit Rötungen	x			x	x						x
Ekzem	x			x							x
Ekzem mit weißgrauen Abschuppungen und Belägen					x						
Emphysem	x			x							
Enddarmschmerzen									x		
Energiemangel			x		x						
Entgiftung → Gifte, Medikamente, Impfgifte, Schwermetalle					x			x			
Entgiftung metallischer Gifte Arsen, Blei, Cadmium, Amalgam ·								x			
Entzündungen aller Art			x								
Entzündungen und Exsudate der seröse Häute		x	x	x		x		x			
Epileptische und andere Krampfanfälle		x					x				
Erbrechen			x								
Erbrechen und Durchfall paralell			x				x				
Erbrechen → saure, käsige Massen								x			
Erfrierungen									x		
Ergüsse in seröse Häute					x	x	x				
Ergüsse → hart	x										
Erkältungen			x	x	x			x			
Erkältungskrankheiten chronisch			x	x							
Erkältungsneigung bei feucht-kaltem Wetter			x				x				
Erleichterung der Geburt			x				x				
Ermüdung → durch Übersäuerung					x			x	x		
Ermüdung → schnelle			x	x							
Ermüdung → schnelle, trotz genügend Schlaf					x		x				
Ernährungsstörungen							x		x	x	x
Erregbarkeit der Nerven		x				x	x				x
Erregbarkeit von Muskeln und Nerven		x				x	x				x
Erschlaffung der Adernwände	x										
Erschlaffung der Venenklappen	x										

Symptome	anzuwendende Mineralstoffe										
	1	2	3	4	5	6	7	8	9	10	11
Erschlaffung von Muskeln/Sehnen	x										
Erschöpfungszustände		x									
Erschöpfungszustände → beseitigt Ermüdungsgifte					x						
Erweiterung der Adern	x										x
Essverlangen nach Süß und Schokolade		x					x				
Examensängste		x					x				
Extrasystolen					x		x				
Facialisparese	x	x			x		x	x			x
Facialisneuralgie	x				x		x	x			x
Falten → Neigung zur Faltenbildung	x							x			x
Faltenbildung verfrüht → Krähenfüße											x
Fäulnisbildung im Darm → verhindert und beseitigt								x		x	
Fersensporn	x	x									
Fettknoten									x	x	
Fettleber				x		x					
Fettleibigkeit				x	x	x		x	x		
Fettleibigkeit → wegen gestörter Eiweißsynthese		x									
Fettleibigkeit → Steuerung Säurehaushalt				x					x		
Fettsäurehaushalt gestört					x	x			x	x	
Fibrome → Bindegewebegeschwulst				x							x
Fieber → allgemein		x	x								
Fieber über 39° C					x						
Fieberkrampf		x					x				
Fisteln	x										x
Fließschnupfen			x					x			
Flimmern vor den Augen		x									
Flüssigkeitshaushalt, Störungen								x			
Fontanellen → schlecht schließende	x	x									
frische Wunden			x								
Frostbeulen				x						x	x
Frösteln → auch im Bett nicht warm werden									x		
Furunkel				x	x				x	x	x
Fußpilz → siehe äußere Anwendung	x										
Fußschweiß → stinkend											x
Gallenleiden → Produktion Gallensaft							x				
Gallensteine zur Auflösung	x	x			x			x			x
Gallensteine, -Grieß, -Koliken	x					x	x		x	x	x
Gallenstenosen	x										
Gallenstörungen						x	x		x		
Gasansammlungen im Bauch							x				x

Symptome	1	2	3	4	5	6	7	8	9	10	11
Gastrische Beschwerden von Eiweiß und Säurebildner		x						x			
Gastrische Beschwerden von fetten Speisen						x	x	x			
Gebärmutterblutungen	x		x	x							
Gebärmutter → Zysten			x								
Gebärmuttervergrößerung	x		x								
Geburt → erleichtert	x										
Blutungen, septische	x										
Blutungen → wässerige						x					
Gedächtnisschwäche → Produktion Liquor	x				x		x				x
Gefäßerkrankungen	x		x			x	x				
Gefäßfunktion → gestört							x				
Gefäßtonus → gestört							x				
Gehirnerschütterung					x		x		x		
Gehirnsäfte Produktion Liquor	x				x		x				
Gehirnüberlastung → vor Prüfungen u.ä.	x				x						
Gelenkbeschwerden → wandernde						x					
Gelenke → baut Ablagerungen ab									x		x
Gelenke knacken			x				x				
Gelenkentzündungen	x		x	x			x				x
Gelenkschmerzen	x	x		x			x	x	x	x	x
Gelenkschmerzen bei Witterungswechsel		x									
Gelenkschwäche	x	x					x				x
Gelenkschwellungen	x		x				x				x
Geräuschempfindlichkeit											x
Gereiztheit											x
Gerstenkörner	x		x								x
Geruchsverlust							x				
Geschmack → saurer im Mund								x			
Geschmacksveränderung durch zuviel Kochsalzverwendung								x			
Geschmacksverlust								x			
Geschwulstkrankheiten					x		x				
Gesicht → morgens aufgedunsen								x	x		
Gesichtsrose				x	x		x				
Gesichtsröte → heiße nach Anstrengungen, Aufregung			x				x				
Gesichtsschmerzen		x					x				
Gesichtsschmerzen nach seelischer und geistiger Überlastung		x			x		x				
Gewebe schwammig				x				x	x		
Gewebeeinbrüche											x
Gewebeschmerzen → durch Schlackenansammlung										x	

Symptome	anzuwendende Mineralstoffe										
	1	2	3	4	5	6	7	8	9	10	11
Gewebeschmerzen bei alten Menschen										x	
Gewebeschmerzen bei Bettlägerigen *										x	
Gewebeschmerzen bei Sterbenden										x	
Gewebeschwellungen				x			x	x	x		
Gewichtsprobleme				x		x		x	x	x	
Gichtanfall			x	x				x	x	x	
Gichtzehe			x					x	x	x	
Glatze										x	
gleichgültig										x	
Gliederreißen										x	
Gliederschmerzen		x					x				
Gliederschmerzen bei Infekten						x					
Gliederschmerzen → nachts oder morgens						x					
Gliederzittern											x
Globusgefühl im Hals							x				
grauer Star	x	x.		x		x		x			
Gries- und Steinbildung der Galle	x	x				x		x	x	x	
Grind → gelb-bräunlich						x					
grippale Infekte → chronisch		x		x		x	x		x		
grippale Infekte → akut		x	x	x							
Grippe → echte (Infuenza)		x	x	x							
grüner Star = Glaukom		x				x	x	x		x	
Grützbeutel				x							
Haarausfall								x			x
Haarausfall → Geheimratsecken											x
Haarausfall und -spliss	x										
Haarausfall → kreisrunder					x						
Haare → dünn											x
Haare → brüchig, spröde	x										x
Haare → fettig, schuppig								x	x		x
Haarschuppen								x			x
Hals-, Rachenentzündungen				x	x						
Halsdrüsen → Schwellungen				x							
Haltungsschwäche	x	x									x
Hämatom → frische Prellung				x							x
Hämatom → hart	x			x							x
Hämorrhoiden	x					x			x		x
Hämorrhoidalblutungen (mit Nr. 3+4)	x		x	x		x					
Hände und Füße → anschwellend								x		x	
Hände und Füße → blass und kalt		x						x		x	
Hände → feucht							x				
Handschweiß								x			
Harn → brennend, scharf (ohne bakteriellen Nachweis)								x	x		

Symptome	anzuwendende Mineralstoffe										
	1	2	3	4	5	6	7	8	9	10	11
Harnausscheidung → mangelnde								x		x	
Harn → sauer								x	x		
Harnlassen → unwillkürliches								x	·	x	
Harnverhalten									x		
Harte Einlagerungen nach Insekten- stichen	x										x
Harte Einlagerungen nach Spritzen u.ä.	x										x
Hartleibigkeit							x		x		
Haut → Runzeln, glasig									x		x
Haut → trocken	x								x		
Haut → trockene mit Faltenbildung									x		
Haut → wunde, ätzende Stellen					x				x		
Haut → rissig und rauh	x										
Haut → sauer riechend									x	x	
Haut → Bindegewebeschwund											x
Hautabschuppungen → mit weißen-gelben Plättchen			x								
Hautabschuppungen → weiße	x								x		
Hautabsonderungen → klebrig, fettig									x		x
Hautalterung	x				x	x			x		x
Hautauflagerungen	x									x	x
Hautauflagerungen → mit braun-gelber Färbung	x						x				
Hautausschläge → mit Akutzeichen: Rötung, Hitze					x	x					
Hautausschläge → eiternd, juckend							x		x		x
Hautausschläge → nässend										x	
Hauterkrankungen → bei allergischen Auslösern				x		x			x	·	
Hauterkrankungen → allgemein	x					x			x		x
Hauterkrankungen → mit wässrigen Bläschen									x		
Hauterschlaffung allgemein	x										x
Hautfalten	x										x
Hautjucken							x	x			x
Hautleiden mit Bläschenbildung					x				x		
Hautausschläge → stinkend						x				x	x
Hautreaktionen auf Berührung von Substanzen			x				x				
Hautrisse	x								x		x
Hautunreinheiten									x	x	x
Heimweh					x						
Heiserkeit	x		x	x	x			x	x		

245

Symptome	anzuwendende Mineralstoffe										
	1	2	3	4	5	6	7	8	9	10	11
Heiserkeit, insbesondere durch Überanstrengung			x		x			x			
Heißhunger		x					x		x		
Heißhunger → nur Süßes wollen							x		x		
Heißhunger kurz nach dem Essen					x		x				
Hepatitis		x	x	x		x				x	
Herpes labialis			x					x			
Herpes Zoster					x	x	x	x			x
Herz- und Kreislaufbeschwerden allgemein		x		x	x	x	x	x			
Herz- und Pulsschlagstörungen		x			x		x				
Herzbeschwerden in Begleitung von Ängsten oder Hysterie							x				x
Herzbeschwerden mit ängstlichen Gefühlen		x			x						
Herzbeschwerden, nervöse		x			x		x	x			x
Herzbeutelentzündungen		x	x	x							
Herzerweiterung	x										
Herzinsuffiziens	x	x			x			x			
Herzklappen → schlecht schließende	x	x									
Herzklappenerschlaffung	x										
Herzklappenstenosen	x										
Herzklopfen		x			x		x				
Herzleistung mangelnde → stärkt die Schlagkraft		x	x		x						
Herzmuskel → setzt die Erregbarkeit herunter		x									x
Herzmuskelschwäche	x		x		x						
Herzrasen		x			x	x	x				
Herzrythmusstörungen		x			x		x	x			
Herzschmerzen		x			x		x				
Herzstiche		x			x		x				
Herzverfettung						x			x		
Heuschnupfen – Ursache ist das pflanzliche Eiweiß		x		x			x				
Hexenschuss	x		x	x			x				
Hirnhautentzündungen		x	x	x							
Hitzschlag		x					x				
Hitzewallungen						x		x			
Hoden → unterstützt die Funktion				x			x				
hoher Blutdruck		x			x		x				
hoher Puls		x					x				
hoher Puls nach reichlichen Mahlzeiten		x					x				
Hohlorgane → Krämpfe der glatten Muskulatur							x				
Hörfähigkeit gemindert								x			

Symptome	anzuwendende Mineralstoffe										
	1	2	3	4	5	6	7	8	9	10	11
Hormonstörungen				x			x				
Hornhaut an den Handinnenflächen	x										
Hornhaut unter den Füßen	x										
hornige Altersflecken	x					x					
hornige Hautauflagerungen	x										
hornige Hautveränderungen	x										
Hornige Risse	x							x			x
Hörprobleme				x							
Hörsturz			x	x							
Hüftgelenkbeschwerden	x	x					x	x			x
Hüftschmerz → schlimmer beim Aufsetzen und aufstehen			x				x		x		
Hüftschmerz → entzündlich			x	x							
Hüftschmerz → stechend			x				x		x		
Hunger auf Kochsalz							x				
Hungerzustände			x				x				
Husten	x	x									
Husten → schwer abzuhustender zäher Schleim				x			x				
Husten → nächtlicher und morgens beim Aufwachen											x
Husten → schmerzhafter, trockener	x		x				x				
Husten → mit viel glasigem Auswurf				x			x				
Husten → bellend, vor allem nachts			x								
Husten → trockener vor allem Nachts			x				x				
Hydrämie							x				
Hyperaktivität		x					x				x
Hypochondrie				x							
Hypophyse und Hypothalamus				x			x				
im Satz den Faden verlieren	x										
Immunschwäche		x		x		x	x	x			
Immunsystem → Störungen		x		x			x		x		
Immunsystem → Aufbau + Stärkung		x		x			x				
Impfungen → danach zur besseren Verarbeitung		x		x					x		x
Impfungen → Impfreaktionen und Impfschäden		x		x							
Impfungen → Dämpfen der Nebenwirkung		x		x							
Infekte		x	x	x							
Infekte → häufig, gleich welcher Art		x		x		x	x		x		
Infektionen mit Fieber		x	x	x							
Infektionen mit Sekretbildung und stockendem Ausfluss				x					x		x

Symptome	1	2	3	4	5	6	7	8	9	10	11
Infektionskrankheiten → bakterieller und viraler Ursache		x	x	x	x	x					
Infektionskrankheiten → mit Durchfällen verbunden			x	x			x		x		
Infektionskrankheiten mit Hautbeteiligung			x	x		x	x	x	x		x
Influenza		x	x	x	x				x		
Inkontinenz → durch Reizleitungsstörung									x		
Inkontinenz → durch Ringmuskelschwäche	x		x								
innere Spannungszustände	x						x				
innere Unruhe		x					x				
Insektenstiche → entzündlich, heiß, gerötet			x	x							
Insektenstiche → Vergiftungsreaktionen		x		x						x	x
Insektenstiche → allergische Reaktion		x		x			x				
Ischialgie			x		x		x	x			x
Juckende Ekzeme						x	x				
Juckreiz → allgemein						x	x		x		
Juckreiz → der Haut, wandernd						x	x				
Juckreiz → häufig nachts						x			x		
Juckreiz → oft der Füße und Fußsohlen											x
Kallusbildung		x					x				
Kältegefühl → schlechte Durchblutung der Haargefäße				x			x				
Kältegefühl an Händen und Füßen		x					x		x		
Kältegefühl im Rücken und in den Muskeln						x	x				
Kältegefühl vor allem der Extremitäten		x									
Karies	x										x
Karpaltunnensyndrom	x						x				x
Katarrhe der Verdauungsorgane						x		x	x	x	
Katarrhe allgemein → mit gelbschleimigem Sekret						x			x		x
Katergefühl → morgens → ohne Alkohol						x					
Katergefühl → nach Alkohol						x	x				
Katarrhe → der Bronchien				x			x	x			x
Katarrhe → der Nebenhöhlen				x	x		x	x			x
Katarrhe → des Kehlkopfes			x	x		x	x				
Kieferenge	x										
Kiefergeschwüre	x		x	x							
Kinder → leistungsschwach	x	x			x						
Kinder → mager mit dickem Bauch		x									
Kinder → schlecht essen, Obst und Gemüse ablehnen		x							x		
Kinderkrankheiten		x	x	x							
Kinder, blasse		x									x

Symptome	1	2	3	4	5	6	7	8	9	10	11
Kinder → mit rötlicher Gesichtsfarbe, schnell reizbar sind							x				x
Kinder → die viel Süßes wollen		x									x
Kinderwunsch → regelt nach Pille den Zyklus wieder				x			x				
Knackende Gelenke (wenns kracht – ist es die acht!!)								x			
Kniegelenkbeschwerden	x						x				x
Knieschmerz mit Knacken	x						x				
Knieschmerz mit Knirschen	x						x				
Knöchel (auch Verletzungen)				x							
Knochenaufbau nach Brüchen und OPs	x	x									x
Knochenauftreibungen	x										
Knochenauswüchse		x									
Knochenbeschwerden		x					x				
Knochenbrüche → akut		x									
Knocheneiterungen	x			x	x			x			x
Knochenentzündungen	x	x	x	x			x	x			x
Knochenerweichungen	x										
Knochenhautentzündungen	x		x	x				x			x
Knochenhautstörungen und Schmerzen	x						x				x
Knochenkrankheiten	x	x					x				x
Knochenschwäche und -fehlbildung	x	x					x				x
Knochenwucherungen	x	x									
Knochenwuchsstörungen	x	x					x	x			x
Knorpel → Erhalt- und Aufbaustörung			x				x				x
Knorpelschäden			x				x				
Knorpelstörungen und Abrieb			x				x				
Knötchenbildung der Haut	x		x								x
Knoten der weiblichen Brust	x		x								
Knoten → harte, im Binde- und Hautgewebe	x								x		
Knoten → harte, in den Handinnenflächen	x						x				x
Kochsalzhunger							x				
Konjunktivitis			x	x			x				
Konzentrationsstörungen	x				x	x					
Kopfschmerzen nach seelischer und geistiger Überlastung	x	x			x						
Kopfschmerzen über den Augen							x				x
Leibschmerz → schneidend											x
Kopfgrind						x			x		
Kopfhaut → empfindliche → Haarspitzenkatarrh											x
Kopfschmerz		x	x				x	x			

Symptome	1	2	3	4	5	6	7	8	9	10	11
Kopfschmerz → mit heißer Stirn			x								
Kopfschmerz → mit Schleim- und wässrigem Erbrechen				x			x				
Kopfschmerz → nach geistiger Anstrengung	x	x		x			x				
Kopfschmerz → durch Druck ausgelöst			x								
Kopfschmerz → vom Nacken hochziehend	x	x					x	x			x
Kopfschmerz → blitzartig			x								x
Kopfschmerz → Druck von innen									x		
Kopfschmerz → wie in Watte oder Katergefühl									x		
Kopfschmerz → dumpf								x			
Kopfschmerz → neuralgisch		x		x							x
Kopfschuppen								x			
Kopfverletzungen									x		
Kraftlosigkeit der Glieder									x		
Krampfadern	x		x	x				x	x		x
Krämpfe → allgemein							x				
Krämpfe → der Organe, z. B. Galle → glatten Muskulatur							x				
Krämpfe der Taenien → Muskelgewebe der Darmwand									x		
Krampfhusten		x					x				
Kreislaufbeschwerden allgemein			x		x		x				
Kribbeln und Ameisenhaufen in den Extremitäten		x									
Kropf				x			x				
Krupp-Husten		x		x			x	x			
Krusten in der Nase → trockene						x					x
Kyphose → Buckelbildung, Lordose	x	x									x
Lactoseunverträglichkeit (siehe Ernährung)		x		x					x		
Lageveränderung der Organe	x										
Lahmes Gefühl in den Gliedern							x				
Lähmungen											x
Lampenfieber							x				
Leberflecke						x					
Leberflecke → erhabene	x					x					
Leberschwellung, -verfettung						x				x	
Leberstörungen		x				x				x	
Leibschmerz → schneidend										x	
Leistenbruch											x
Leistungsfähigkeit → gering → geistig	x		x		x		x				
Leistungsschwäche → allgemein		x			x	x	x				
Lernstörungen	x										
Lichtempfindlichkeit											x

Symptome	anzuwendende Mineralstoffe										
	1	2	3	4	5	6	7	8	9	10	11
Lidhöhlenschmerzen über den Augen → zieht von hinten hoch											x
Lipome			x	x			x	x			
Lippen → trockene, aufgesprungene	x						x				
Lippen → Herpesbläschen			x				x				
Lufthunger → immer offenes Fenster						x					
Luftnot → Sauerstoffnot des Gewebes			x			x		x			
Luftröhrenschleimhaut Katarrhe				x			x				
Lungenentzündungen	x	x	x								
Lymphdrüsenverhärtungen	x										
Lymphflussstörungen			x	x				x			
Lymphknotenentzündungen		x	x	x							
Lymphknotenschwellung				x				x			
Lymphknotenstauungen			x	x							
Lymphschwäche			x			x					
Lymphstauungen	x	x		x				x		x	
Lymphstörungen durch Medikamente				x				x			
Magen → Krämpfe der glatten Muskulatur							x				
Magen- und Darmbeschwerden mit Schmerzen			x					x	x		
Magengeschwüre				x	x			x	x		
Magenkatarrhe						x		x			
Magenkrämpfe → auch von Durchfall begleitet								x	x		
Magenreizung → nach Ärger				x				x			
Mangelnde Nachwehen	x										
mangelnder Appetit → vor allem auf Gemüse und Obst		x									
Masern → Juckreiz				x		x	x	x			x
Masern				x	x						
Matt und schläfrig								x			
Mattigkeit										x	
Menstruation → schwache und ausbleibende		x									
Menstruation → zu früh, zu stark		x									
Menstruation → Kolikartige			x								
Menstruation → schmerzhafte mit viel hellen Blut				x				x			
Menstruation → ausbleibend				x		x					
Menstruation → mit dickem, klumpigem Blut				x							
Menstruation → mit schwarzem Blut			x	x							
Menstruation → reichlich oder sehr wenig								x			
Menstruation → unregelmäßig				x				x			
Menstruationsbeschwerden → allgemein	x			x							x

	1	2	3	4	5	6	7	8	9	10	11
Menstruationsbeschwerden → krampfartig	x					x					
Menstruation → stark, wässrig							x				
Menstruation → Schmerzen, bevor Blutung einsetzt						x	x				
Migräne	x				x	x					
Migräne → beidseitig	x										
Migräne → mit Lichtempfindungsstörungen											x
Migräne → muss dunkel liegen				x		x					x
Migräne → einseitig (Gallenmeridian)	x				x	x					
Milchfluss → zuwenig oder zuviel beim Stillen								x			
Milchflusses → Verbesserung des	x		x				x				
Milchsäurerückstände im Magen und Verdauungstrakt									x		
Milchschorf → bei Kindern									x		
Milchschorf → gelblich, mit Krusten						x				x	
Milchschorf → cremefarbig				x		x					
Milchschorf → gelblich-bräunlich						x					
Milchunverträglichkeit	x		x					x			
Milzerkrankungen										x	
Milzschwellungen										x	
Miniskusschäden und -Beschwerden	x						x	x			
Missmut				x							
Mitesser → schwarze Einlagerungen in den Poren									x		x
Mittelohrentzündung			x	x		x					x
Mondsüchtig → verstärke Erregung vor und bei Vollmond		x									
Morbus Bechterew	x	x					x	x			x
Morbus Crohn				x		x	x	x			
Morbus Hashimoto		x		x		x					
Morbus Parkinsson					x		x				x
Morbus Perthes	x	x					x				x
Morbus Scheuermann	x	x									x
Morgendliche Anlaufstörung → geistig und körperlich						x					x
Motivationslose Menschen → die ewigen Zweifler					x						
MS	x	x		x							x
Müdigkeit → tagsüber			x		x						
Müdigkeit → akute und chronische			x		x	x			x		
Müdigkeit →direkt nach dem Essen						x			x		
Müdigkeit → nach geistiger Anstrengung		x			x						
Müdigkeitssyndrom → chronisches			x		x	x					

Symptome	anzuwendende Mineralstoffe

Symptome	1	2	3	4	5	6	7	8	9	10	11
Mumps	x		x	x							
Mund → morgens trocken								x		x	
Mundfäule				x							
Mundgeruch				x							
Muskelbeschwerden → wandernde						x					
Muskelerscheinungen → krampfartige nach Anstrengungen						x		x			
Muskelerschlaffung der Extremitäten	x										
Muskelerschlaffung des Darmes	x										
Muskelerschlaffung und -überreizung			x								
Muskelkater nach Anstrengungen			x			x			x		
Muskellähmungen		x			x	x					x
Muskelschäden → Neubildung und Ausbesserung		x			x	x		x			
Muskelschmerzen	x				x	x	x		x		
Muskelschmerzen → durch Schlackenansammlung									x	x	x
Muskelschmerzen → nach körperlichen Anstrengungen				x		x					
Muskelschwäche					x	x	x				x
Muskelschwäche der Ringmuskulatur → alle Schließmuskeln				x							
Muskelschwund			x			x					x
Muskelsteifigkeit	x							x			
Muskeltonus → normalisiert den Tonus		x									
Muskelverhärtung	x								x		
Muskelverkrampfungen → allgemein							x				
Muskelverkrampfungen → der großen Extremitäten und Zehen			x								
Muskelverletzungen	x					x	x				x
Muskelverletzungen → Neigung zu								x			
Muskelverspannungen allgemein			x								
Muskelzerfall			x			x		x			
Muskelzittern							x				
Muskelzucken → Zucken und Schlagen der Glieder im Halbschlaf											x
Muskulatur → Unruhe und Zuckungen			x			x	x	x			
Mykosen nach Antibiotika	x			x							
Myogelosen → knotige Ablagerungen										x	x
Myome				x							
Myopathien			x			x	x		x		
Nabelbruch											x
Nachtschweiß			x						x		x
Nackenverspannungen	x	x					x				

Symptome	anzuwendende Mineralstoffe										
	1	2	3	4	5	6	7	8	9	10	11
Nägel → spröde, spaltend, brechend	x										x
Nägel → brüchige, harte	x										
Nägel → Fehlbildungen	x										
Nagel- und Nagelbettentzündungen			x	x							x
Nägel → braun	x				x						
Nägel → weiche	x										
Nägel → weiße Flecken	x										x
Nagelbetten einreißend	x										x
Nagelpilz	x										
Nagelverdickung	x				x						
Nagelvereiterungen	x			x	x			x			x
Nährstoffaufnahme → Störungen							x				
Nährstoffverarbeitung → Störungen							x				
Nahrungsmittelallergien			x	x							
Nahrungsmittelunverträglichkeiten			x	x	x						
Nahrungsmittelvergiftungen						x	x			x	
Narben → siehe äußere Anwendung	x										x
Nase bohren											x
Nasenbluten			x		x						
Nasenbluten bei Kindern und Blutarmen			x	x	x						
Nasenentzündung			x	x							
Nasenschleimhaut - Katarrhe				x		x		x			x
Nebenhöhlenentzündung			x	x							
Nebenhöhlenkatarrhe				x		x		x			x
Nebenniere → unterstützt die Funktion				x			x				
Negatives Denken			x								
Nervale Muskelstörungen					x						x
Nerven → Harnsäureablagerungen									x		
Nerven → schwache					x						
Nervenerkrankungen			x		x						x
Nervenleitstörungen			x						x	x	
Nervenschmerzen			x		x				x		x
Nervensystem → Störungen vegetative und zentrale NS			x		x	x					x
Nervenüberlastung	x	x			x	x					x
Nervenzellen, → Aufbau und Erhalt – auch im Gehirn	x				x			x			
Nervenzuckungen											x
nervlich überspannt fühlen	x										
nervöse Panik			x				x				x
Nervosität			x				x				x
Neuralgien allgemein			x			x		x	x		x
Neurodermitis	x						x		x	x	x

Symptome	anzuwendende Mineralstoffe										
	1	2	3	4	5	6	7	8	9	10	11
Neurologische Erkrankungen wir MS, Parkinson, ALS u. ä.	x				x	x	x		x		
Neuropathien	x			x	x		x		x		
niedergeschlagen									x		
Nieren → Ausscheidungsstörungen					x				x		
Nierenbeckenentzündungen				x	x						
Nierenentzündung				x	x				x		
Nierenerkrankungen					x		x	x			
Niereninsuffiziens				x			x				
Nierenkoliken							x				
Nierensteine	x	x				x					x
Nierenstenosen	x										
Nikotinabbau					x		x				
Oberbauch → rumoren im rechten									x		
Oedeme					x		x	x	x		
Oedeme durch Elastizitätsverlust	x				x		x		x		
Offene Beine → sind Abflussöffnung für Giftstoffe	x				x	x	x		x	x	x
Ohnmachten			x								
Ohre → verstopfte → gehen mit Knackgeräuschen auf											x
Ohrenentzündung				x	x		x				
Ohrengeräusche				x	x		x				
Operationensfolgen → geistige und körperliche Schwäche				x		x					
Organentzündungen				x							
Organerschlaffung	x										
Organschwächen				x							x
Organsenkungen	x										
Organstenosen	x										
Osteomalazie				x							
Osteoporose → siehe Säurehaushalt	x	x					x	x			x
Panikattacken				x		x					
Pankreas → organische Beschwerden							x		x		
Parasympathicus (dämpfend) → Störungen						x					
Periodische Schmerzen oft nachts							x				
Petechien				x							
Phantom-Schmerz											x
Pickel									x	x	x
Pickel → gelblichem, eitrigem Inhalt						x			x		
Platzangst				x	x						
PMS					x		x	x			
Polymyopathien	x			x			x	x			x
Polyneuralgie					x				x		x

Symptome	anzuwendende Mineralstoffe

Symptome	1	2	3	4	5	6	7	8	9	10	11
Polyneuropathie		x			x	x					x
Polypen		x	x								
Pseudokrupp		x	x			x					
Psoriasis						x		x			x
psychische Probleme		x			x	x	x				
Puls klein und frequent, später langsam					x						
Puls, erhöht		x				x					
Puls, schnell		x	x			x	x				
Pulsanstieg		x					x				
Pulserhöhungen —> nach Anstrengungen, Aufregung		x	x			x					
Pustelbildung											x
Pusteln wassergefüllte								x			
Quetschungen	x		x	x							x
Rachitis	x	x					x	x			x
Raucher —> Sauerstoffnot im Gewebe					x	x					
Reaktionen, die auf unbekannte Stoffe zurückzuführen sind		x		x	x						
Reflux durch Erschlaffung der Magenklappe	x										
Reflux mit Sodbrennen —> Schließmuskelschwäche	x			x					x		
Regenbogenhautentzündung				x	x						
Reiseängste		x					x				x
Reizbar						x			x	x	
Reizdarm		x					x	x			
Reizhusten		x	x					x			
Reizüberflutung von Krach, ständiger Beschallung		x									x
Rekonvaleszens nach schweren Erkrankungen		x			x	x		x			
Rheumabeschwerden bei Witterungswechsel		x									
Rheumatischer Beschwerdekreis	x	x	x	x		x	x		x		x
Rippenentzündungen	x	x	x	x							
Roemheld-Syndrom *						x	x		x		
Rötungen			x								
Rückenmark-Erkrankungen		x					x				
Rückenschmerzen	x	x					x	x			x
Rückenschmerzen —> durch Schlackenansammlung										x	
Salzgeschmack im Mund								x			
Sarkoidose —> Geschwulst der Unterhautgewebe				x							
Sauer —> der Mensch ist »Sauer«, schlecht gelaunt, nörgelig				x			x		x		
Säure/Basengleichgewicht —> unterstützend				x					x		x

Symptome	anzuwendende Mineralstoffe										
	1	2	3	4	5	6	7	8	9	10	11
saures Aufstoßen				x		x	x				
Schädelbruch										x	
Scharlach		x	x	x	x						
schielen	x										
Schilddrüse → Funktionsstörungen				x		x					
Schilddrüsenentzündungen			x	x		x					
Schilddrüsenknoten → weiche → harte	x			x		x					
Schilddrüsenvergrößerung → Struma				x		x					
Schilddrüsen OP → Nachbehandlung siehe Sonderbehandlungen		x		x		x					
Schlackenstoff → in Lösung halten									x		
schlaffe Haltung			x								
Schlaflosigkeit		x		x							
Schlaflosigkeit mit Unruhe			x		x						
Schlaflosigkeit nach Überanstrengung		x									
Schlafstörungen		x				x		x			
Schlafstörungen → Schlaf bringt keine qualitative Erholung											x
Schlafstörungen mit Aufwachen zwischen 12 und 3 Uhr							x				
Schlaganfall und dessen Folgen		x			x		x	x			
schlecht heilende Wunden					x	x	x				
schlecht und einseitig essen		x									
schlechte Knochenheilung nach OP und Verletzungen	x	x									
schlechte Zahnbildung	x	x									
Schleimbeutelentzündungen		x	x	x				x			
Schleimhauteinrisse bei Hämorrhoiden	x						x				
Schleimhautentzündungen			x	x		x		x			
Schleimhautschwellungen				x				x			
Schleimhautstörungen							x	x			
Schleimhautstörungen der Gebärmutter				x		x					
Schließmuskelschwächen	x		x		x						
Schlottergelenke	x										
Schluckauf		x					x				
Schlummersucht						x					
Schmerz → neben/unter rechtem Schulterblatt							x				
Schmerz → hintern und über Auge → meist einseitig							x				
Schmerz → brennender			x						x		
Schmerzempfindlichkeit							x				
Schmerzen		x	x				x				
Schmerzen → schießend							x				

257

Symptome	anzuwendende Mineralstoffe										
	1	2	3	4	5	6	7	8	9	10	11
Schmerzen → der Gelenke	x		x	x				x			x
Schmerzen → in den Stoffwechsel-Organen → stichartig										x	
Schmerzen → in der linken Brustseite unter den letzten Rippen										x	
Schmerzen → mit Kälte und Kribbeln		x									
Schmerzen → neuralgische → den Nerv entlanglaufend					x		x				
Schnappfinger	x										
Schockzustände → auch bei Unfällen		x									
Schreckhaftigkeit					x						x
Schreibkrampf					x						
Schrunden an Füßen und Händen	x										
Schulkopfschmerz		x									
Schulterschmerz → entzündlich	x	x	x				x	x			
Schulterschmerz → allgemein	x	x					x	x	x		x
Schuppen								x			
Schuppenflechte	x					x			x	x	x
Schürfwunden			x	x							
Schüttelfrost			x								
Schwäche		x			x		x				x
Schwäche → große nach Schmerzen		x			x						
schwache Knochen/Wirbelsäule	x	x					x	x			x
Schwächegefühl → im Unterleib		x									
Schwangerschaft → zur Wachstumsunterstützung	x	x			x						
Schwangerschaft → mit Eisenmangel		x	x								
Schwangerschaft → schlechter werdende Zähne	x	x									
Schwangerschaftsbeschwerden		x									
Schwangerschaftserbrechen		x						x			
Schwangerschaftsstreifen	x										x
Schweiß → mit gelb-grünlichen Rändern in der Kleidung										x	
Schweiß → stinkend					x						
Schweiß → sauer riechend								x			
Schweißdrüsen → Störungen				x							
Schweißneigung		x						x			x
Schwellung mit Hitze und Rötung			x	x							
Schwellungen aller Art	x				x						x
Schwellungen allgem. plastisch unter der Haut				x							x
Schwere → allgemein										x	
Schwere → Beine										x	

Symptome	1	2	3	4	5	6	7	8	9	10	11
anzuwendende Mineralstoffe											
Schwere → in Kopf und Gliedern, vor allem morgens						x					x
Schwielen	x										
Schwindel	x	x	x			x					
Schwindel → beim Bücken											x
Schwindel → schlechte Durchblutung der Haargefäße				x		x					
Schwindel → schlechter durch Bücken		x									
Schwindel → mit Blutandrang zum Kopf		x				x					
Schwindel → beim Aufwärtssehen → mit Tendenz nach vorn zu fallen											x
Schwindel → auch mit Übelkeit		x									
Schwitzen → stark oder keine Schweißbildung								x			
Schwitzen → vor allem nachts zwischen 24 und 3 Uhr						x					
Sehfähigkeit → gemindert						x		x			
Sehfähigkeit → wechselt						x		x			
Sehnen- und Sehnenscheidenentzündung	x		x	x			x				
Sehnenschäden und Neigung zur Verletzung	x						x				
Sehnenverhärtung	x						x				
Sehnenverkürzung	x										x
Sehnenverletzungen und Bewegungs-störungen der Sehnen	x					x					
Sehstörungen						x	x				
Sekret → gelb- und braunschleimiges						x					
Senk- und Plattfüße	x										x
Sexuelles Verlangen fehlt → Störungen der Libido							x				
Sklerodermie	x	x									x
sklerosierende Erkrankungen	x	x									
Skoliosen	x										x
Sodbrennen								x	x		
Sonnenbrand solange gerötet			x				x				
Sonnenstich	x	x					x				
Soor			x								
Spannungsbedingte Beschwerden							x				
Spannungsschmerz von Einlagerungen			x								x
Spannungsschmerz nach Verletzungen			x								x
Spasmen		x									
spastische Lähmungen		x					x				
Speichelfluss → gesteigert bei zahnenden Kindern								x			
Speichelfluss → gesteigert oder fehlende								x			

Symptome	1	2	3	4	5	6	7	8	9	10	11
Schreibkrampf											
Stimmkrampf							x				
Spliss	x										
Splitter unter der Haut von Dornen, Glas, Metall											x
Sprue		x	x								
starker Durst							x				x
steifer Hals	x						x				
Stenosen der Adern	x										x
Steuerung von Säure-Basen-Haushalt				x			x	x			
Stilwarzen				x							
Stimme belegt				x	x						
Stimmungsschwankung, schnell die Lust verlieren						x					
Stirnhöhlenentzündung			x	x							
Stirnhöhlenkatarrhe				x		x		x	x		x
Stockschnupfen				x			x				
Stoffwechselschlacken im Gewebe				x				x			x
Stoffwechselschwäche							x		x		
Stoffwechselstörungen					x					x	x
Störung der Impulsübertragung		x									
Störungen des Gallenflusses						x			x	x	
Störungen im Muskelaufbau	x			x				x			x
Stress —> seelisch, geistig, körperlich	x			x		x					x
Stuhlabgang —> nicht kontrollierter			x								
Stühle —> stark stinkende					x						
Stuhlgang —> muss »sofort« zur Toilette									x		
Stuhlgang, unregelmäßiger mit Verstopfungsneigung									x		x
Suchtverhalten		x					x				
Sympathicus (anregend) —> Störungen					x						
Tachykardie		x			x		x				
Taubheitsgefühl		x									
Taubheitsgefühle der Extremitäten		x							x		
Teilnahmslosigkeit					x						
Teilnahmslosigkeit —> bei kranken Personen					x				x		
Tennisarm	x		x								
Tetanie		x									
Tetanie —> auch als Reaktion auf unbekannte Sustanzen		x									
Thrombosen	x		x				x	x			x
Ticks							x				x
Tinnitus durch Sauerstoffmangel			x			x					
Tonus allgemein schwache			x								

Symptome	anzuwendende Mineralstoffe										
	1	2	3	4	5	6	7	8	9	10	11
Traurigkeit						x					
Trichterbrust	x	x						x			1
Trigeminusneuralgie				x				x			x
Trockener Hals → bei viel reden								x			
Trockener Husten								x			
Tumore aller Art				x							
Überaktivität, körperliche			x								
Überbein → weich				x							
Überbeine, Erhöhungen → hart	x										
Überempfindlichkeit – Gereiztheit									x		x
Übererregbarkeit			x				x				x
Übergewicht					x				x	x	
überreizte Nerven			x								
Übersäuerung				x			x	x			
Ulcus crusis → offene Beine	x			x	x	x			x	x	x
Umknicken der Füße	x										
Unruhe								x	x		
Unruhegefühl → nächtliches, innere Vibration						x					
unruhiger Schlaf			x								
Unterlidoedeme					x			x			
Urinabgang → muss »sofort« zur Toilette										x	
Urinabgang → unwillkürlich tagsüber	x		x							x	
Urticaria								x	x		
Varizen	x			x				x			x
vegetative Dystonie			x		x	x					x
Venenentzündungen				x	x						
Venenklappen → schlecht schließende	x		x								
Venöse und arterielle Ablagerungen	x			x				x	x		x
venöse und arterielle Probleme → reguliert			x				x				
Verbrennungen			x					x			
Verdauungsorgane → nervös bedingte Fehlfunktionen							x				
Vereiterungen					x				x		x
Vereiterungen → bei Infekten					x				x		x
Verfärbungen → schwarze	x										
Vergiftungen → chemischer Gifte				x	x	x		x			x
Vergiftungen → mit Lymphbeschwerden			x	x					x		
Vergiftungen → von Pflanzen und Tieren verursacht			x	x	x						
Vergiftungen → durch metallische und chemische Stoffe			x	x				x		x	
Vergiftungen → durch Pflanzen und unbekannte Substanzen				x						x	

Symptome	anzuwendende Mineralstoffe										
	1	2	3	4	5	6	7	8	9	10	11
Vergiftungen → durch Insektenstiche				x					x		
vergrößerte Mandeln				x							
Verhärtung und Verkürzung → der Sehnen und Bänder	x										
Verhärtung → von Muskeln/Sehnen	x					x					
Verhärtung und Verkrümmung → der Knochen	x	x					x				x
Verheben			x								
Verkalkung		x						x			
Verkalkungen der Adern	x	x	x				x	x			x
Verkrümmungen der Gelenke	x	x					x	x			x
Verlangen nach Alkohol		x				x					
Verlangen nach Kaffee, Tabak, Kakao		x				x					
Verlangen nach Süßigkeiten, Schokolade						x					
Verlangen nach ungesunder Nahrung		x						x			
Verlegenheit						x					
Verletzungen			x								
Verletzungen mit Schwellungen			x	x							
Verletzungsfolgen	x			x	x	x					
Vernachlässigung → körperliche und geistige		x		x							
Verrenkung	x	x					x	x			x
Pulssteigerung → verstärkte bei Anstrengungen		x									
Verstopfung → mit Völlegefühl						x	x		x		
Verstopfung → mangelnde Schleimproduktion im Dickdarm								x			
Verstopfung → durch erschlaffte Darmmuskulatur	x										
Verstopfung → durch Trägheit peristaltischer Bewegung			x								
Verwertungsstörungen von Nährstoffen		x			x			x			
Völlegefühl						x	x		x		
vorzeitiges Altern	x				x			x			
Wachstumsschmerz → nächtliche Beinschmerzen bei Kindern		x									x
Wachstumsstörungen		x			x			x			
Wadenkrampf							x				
Wangengeschwüre	x		x								
Warzen → allgemein	x					x				x	
Wasseransammlungen → in Händen und Füßen				x				x	x	x	x
Wechseljahre		x		x			x	x			
Wechseljahresbeschwerden				x			x				
Wehen → vorzeitig				x							

| Symptome | \multicolumn{11}{c}{anzuwendende Mineralstoffe} |

Symptome	1	2	3	4	5	6	7	8	9	10	11
Wehen → schwach				x							
Warzen → weiche			x								
Weinerlichkeit → jammern gern				x		x					
Wetterfühligkeit		x									x
Wetterwechsel → empfindlich gegen		x									
wildes Fleisch			x								
Windpocken		x	x			x					
Wirbelsäulenerkrankungen und -deformationen	x	x						x			x
Wirbelsäulenfehlstellungen wie Skoliose	x	x									x
Wirbelsäulenschwäche	x	x									x
Wucherungen in Nebenhöhlen		x									
Wunden → eitrige									x		
Wunden → schlecht heilende	x	x		x					x	x	
Wunder Po → vor allem Kleinkinder			x				x		x		
Wunden → Ränder hart und rauh	x										
Wundrose			x								
Wut					x						
Zahnbildung		x									
Zähne → Schmerzen und Hohlwerden der		x									
Zähne zusammenbeißen des Nachts					x						
Zähne → berührungsempfindlich	x							x			
Zähne → Lockerung	x										
Zähne → schlechte mit Flecken		x									
Zähne → schlechter werdende in Schwangerschaft	x	x									
Zähneknirschen					x						
Zahnentwicklungsstörungen	x										x
Zahnfäule					x						
Zahnfieber bei Kindern		x	x								
Zahnflecken → weiß	x										x
Zahnfleischbluten				x	x						
Zahnfleischentzündung					x						
Zahnfleischgeschwüre	x				x						
Zahngeschwüre → harte	x										
Zahnschäden → frühe bei Kindern	x	x									
Zahnschmelz → Störungen des Aufbaus							x				
Zahnschmelz → schlecht, rau, löcherig	x						x				
Zahnschmerz → mit Entzündungen				x							
Zahnschmerz → mit erhöhtem Speichelfluss								x			
Zahnschmerz → allgemein				x			x				
Zahnschmerz → loser Zähne	x										
Zahnschmerz → nach seelischer und geistiger Überlastung					x						

Symptome	anzuwendende Mineralstoffe										
	1	2	3	4	5	6	7	8	9	10	11
Zahnungsschmerzen bei Kleinkindern	x										
Zahnveränderungen → nach Krankheiten	x										
Zahnverfall	x	x									x
Zappelphillip		x									
Zeckenbiss		x									
Zellfehlbildungen → krankhafte		x		x		x					
Zellschwäche		x		x		x	x				
Zellwucherungen		x									
Zellzerfall					x			x			
Zerfall der Epithelzellen						x					
Zerschlagenheitsgefühl								x			
Zerstreutheit											x
Zeugungsunfähigkeit							x				
Zittern											x
Zöliakie (Getreideunverträglichkeit)				x							
Zuckungen							x				
Zugluft → empfindlich gegen		x									
Zungenbeläge → hartnäckige				x							
Zungenbeläge → weiß, zäh				x							
Zungenbläschen								x			
Zungenränder mit kleinblasigem Schleim bedeckt								x			
Zwischenblutungen				x		x					
Zwölffingerdarmbeschwerden					x		x	x			
Zwölffingerdarmgeschwüre					x		x				
Zyklusverschiebungen				x							
Zysten				x							x